自宅で死を待つ老人たち

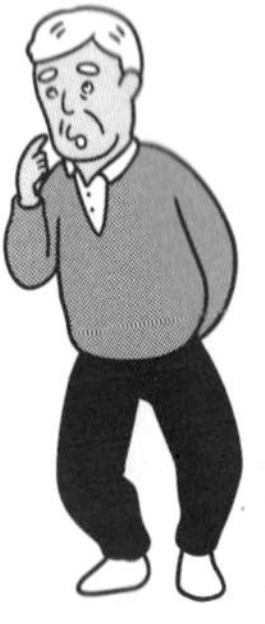

幻冬舎MC

はじめに

２０００年度にスタートした介護保険制度をきっかけに医療を必要とする高齢者を自宅で支える体制が強化されたこともあり、在宅医療を利用する患者が増えています。厚生労働省の２０１７年患者調査によると、この年に在宅医療を受けた推計患者数は1日あたり18万人余りで、20年前と比較して約２・５倍に増えています。

国は増え続ける社会保障費抑制のため、急性期病院の入院期間を短縮し慢性期病床を大幅に削減するなどこれまでの病院内だけで完結する医療ではなく、地域で患者を支える医療へと転換を進めています。

もちろん在宅医療の普及そのものは国にとって必要不可欠です。しかし、わが国の在宅医療の現状に目を向けると大きな問題があります。

患者の在宅医療ニーズが大きくなる一方で、医師側は在宅医療に対する経験不足や人員不足など、医療体制が万全には整っているとは言い難い状況なのです。

例えば在宅医療を選択した患者は、それぞれ抱えている疾患も病状も千差万別です。なかには複数の疾患を抱える高齢者もいます。そのため医師側には患者の病態に応じて内科や皮膚科、整形外科といった広い診療領域が求められます。

しかし、単科の開業医一人では、自分の専門科に限らず幅広い診療科への対応が難しいため、結果的に治療ではなく投薬や健康状態の確認といった慢性的な疾病のケアのみに終始してしまうのです。

このような背景から医師は、在宅医療本来の目的である健康の維持・回復に至るまで十分な診療ができず、看取りだけにならざるを得ないこともあります。

そのため、クリニックのなかには初めから在宅医療といいつつも自宅での看取りに特化しているところもあります。

メディアでも在宅看取り数の多い医師が良い在宅医として紹介される機会も多く、このような社会の風潮から患者も在宅医療＝自宅での看取りであると認識してしまっているのです。

私は2011年に練馬区にクリニックを開業し、24時間体制で在宅医療を行っています。在宅医療を意識するきっかけとなったのが、医学部卒業後の勤務医時代に沖縄の離島で経験した無医村診療です。ここでさまざまな疾病を治療し、患者一人ひとりの生活を支える在宅医療の大切さを実感しました。開業後は自ら訪問診療を行いながら患者に在宅でさまざまな疾患に対応可能な質の高い医療を安定的に提供できる新たな仕組みを模索してきました。

そして試行錯誤をしながら確立したのが現在行っている在宅医療の仕組みで、そのポイントとなっているのが総合病院レベルに近い高度な医療の提供と専門医の充実です。

私が運営するクリニックでは、在宅医療でもX線撮影やエコー検査、心電図測定などを可能とし、耳鼻科用ファイバー（軟性鼻咽喉鏡）、眼底検査機器など専門的な訪問診療用の機器を豊富に取りそろえることで、病院の外来に近いクオリティーの診療・看護を実現しています。さらに常勤4人と非常勤20数人体制で、内科だけでも循環器内科、呼吸器内科、腎臓内科、血液内科などをそろえ、整形外科、皮膚科、眼科、耳鼻咽喉科などといった複数の診療科に対応し、総合病院と変わらない医療を提供できるようになってきました。

現在練馬区のクリニックでは、周辺地域の600人を超える在宅医療の患者をサポートしています。2022年1月には自らの在宅医療の原点となった沖縄にも在宅クリニックを開設しました。


日本は世界でも類を見ない超高齢社会に突入しています。さらに新型コロナウイルスのパンデミックにより、自宅で医療を受けたいというニーズは今後もますます増えることが予想されます。自宅でただ死ぬのを待つという消極的な考えではなく、最後まで充実した生活を送れるように在宅という選択をする患者を支えるために在宅医療を安定的に提供する仕組みづくりは日本の喫緊の課題です。

「病気があるけれども自宅で治療を受けたい」「年を取っても自宅で生活をしたい」という人々を支える医療職・介護職の方々、そしてこれからの時代の新しい在宅医療のあり方を模索するすべての関係者の方々にとって本書の内容が少しでも参考になればうれしく思います。

自宅で死を待つ老人たち　目次

［第2章］ 〝ただ看取るだけ〟が目的となってしまった在宅医療の問題点

［第4章］脳梗塞、末期がん、認知症……

「生きる」ための在宅医療を選択した6人の患者たち

［第1章］

高まる在宅医療へのニーズ
自宅での生活を望む老人たち

在宅医療の利用者は100万人規模になると推計

この10年余りで医療・介護関係者はもちろん一般の人にも知られるようになってきたのが在宅医療です。

在宅医療とは、患者が生活している居宅に医師や看護師が出向き、必要な治療や療養支援、生活支援などを行うものです。在宅医療の柱となる業務は次の3点です。

①定期訪問診療

月に1~2回ほど計画的に在宅医が患者宅を訪問し、体調や病状を確認するとともに必要な治療や生活支援を行います。

②臨時の往診

患者や家族の求めに応じて在宅医が居宅を訪問して診療します。在宅療養支援診療所（在宅療養支援病院）として届け出をしている医療機関は夜間や休日も含めて24時間365日の対応をするのが条件になっています。

③医師の指示による医療専門職の支援

在宅医が必要と判断したときには看護師が患者宅を訪問する訪問看護や、専門医療職がリハビリを行う訪問リハビリなどを実施することもあります。

在宅医療の対象となるのは自力では通院が困難な人です。主な利用者は高齢者が中心になりますが、若年でもがんの治療中の患者や、先天性疾患や難病を抱える子どもなどにも利用が広がっています。

コロナ禍においても、在宅医療の利用者は増え続けています。厚生労働省が2021年6月に公表した「社会医療診療行為別統計」によると、2020年に在宅医療の訪問診療を月1回以上利用した患者は、前年と比較して3万5764人増え、83万1080人だったということです。

わが国で在宅医療の利用者が80万人を超えたのは初めてのことです。約10年前の2010年時点では在宅医療の利用者は30万人余りと推計されていましたから、わずか10年の間に約2・7倍へと急増しています。

しかも利用者は今後も確実に増加すると考えられています。今から3年後の2025年には、在宅医療利用者は100万人規模に達するという試算もあるほどです（厚生労働省「在宅医療政策の方向性」2020年）。

在宅医療が求められる理由① 大都市圏を中心に75歳以上の人口が増加

在宅医療の利用者が増えている一番の理由は国民の高齢化です。

社会の高齢化を示す指標の一つに高齢化率があります。これは総人口に占める65歳以上の割合を示したものです。

世界銀行のデータによると2020年の世界各国の高齢化率は日本が28・4%でトップです。2位のイタリア（23・3%）や3位のポルトガル（22・77%）と比べても、日本の高齢化率が突出しているのが分かります。

さらに団塊の世代が75歳以上になる2025年には、日本の高齢化率は30%を超え、国民の約3人に1人が65歳以上、5人に1人が75歳以上になります。特に2040年には高齢者人口が最大となり、医療・介護がひっ迫することが懸念されています。

［図表1］　都道府県別65歳以上人口の推移予測（2005→2025年）

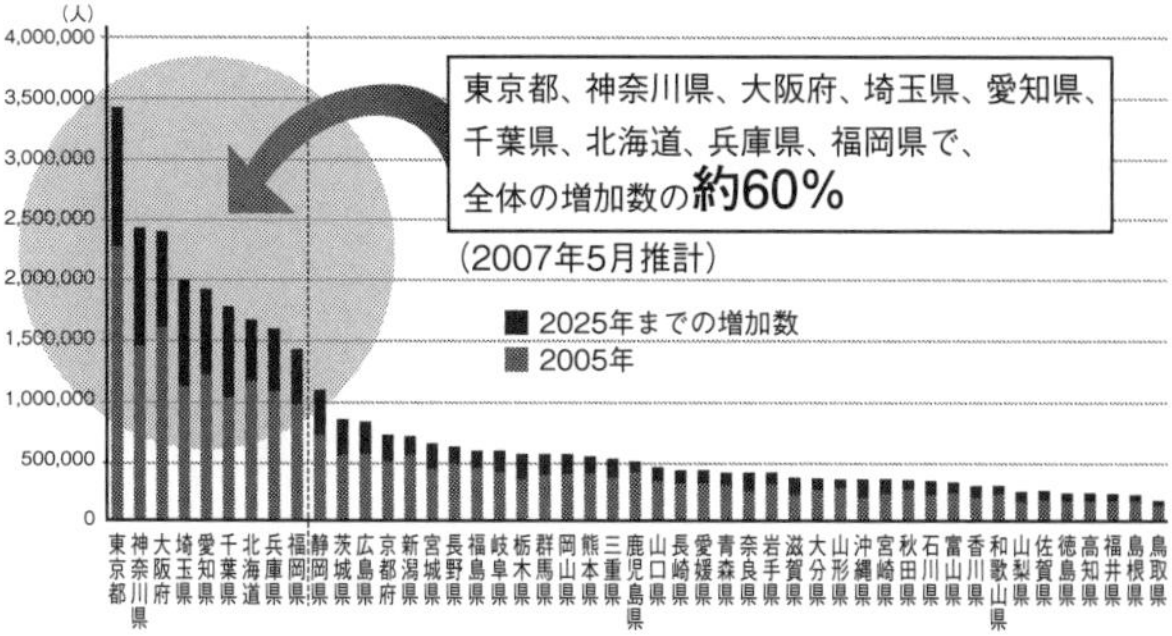

国勢調査（2005年）　国立社会保障・人口問題研究所
「都道府県の将来推計人口（2007年5月推計）」より作成

［図表2］　2015～2025～2040年の高齢化の状況

75歳以上人口の将来推計（平成27年の人口を100としたときの指数）

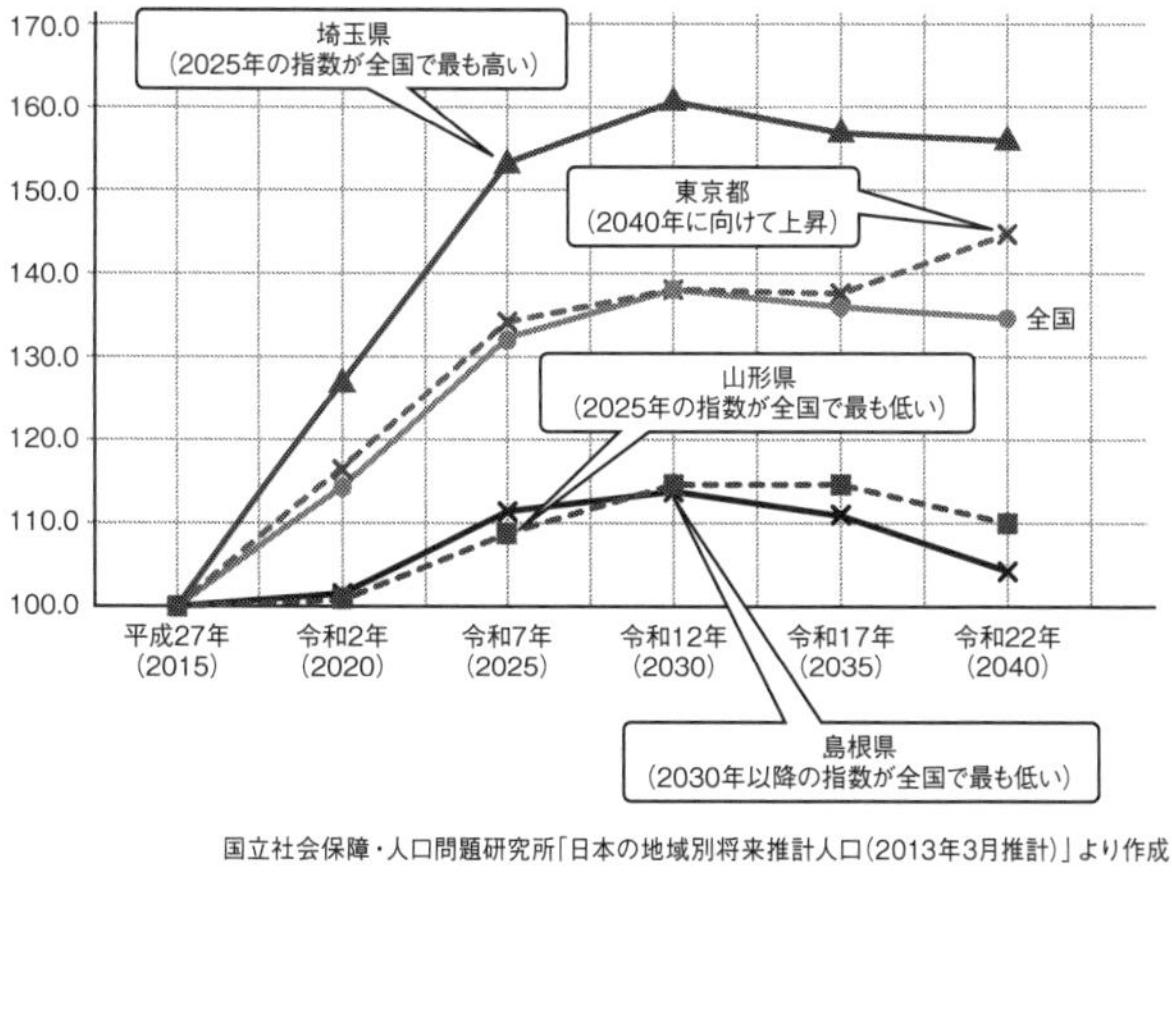

国立社会保障・人口問題研究所「日本の地域別将来推計人口（2013年3月推計）」より作成

より正確にいうと、高齢者の増加数は地域によっても差があります。都道府県別の推計人口では東京都、神奈川県、大阪府、埼玉県、愛知県、千葉県、北海道、兵庫県、福岡県の9都道府県で、高齢者増加数全体の約6割を占めると指摘されています（国立社会保障・人口問題研究所「都道府県の将来推計人口」2007年5月）。つまり東京周辺や大阪、愛知といった大都市圏を中心に、今後しばらくは在宅医療を必要とする人が急増するピーク期を迎えると予想されます。

またその他の地域でも高齢者人口は横ばいか、なだらかな減少が続くとされています。現在、在宅医療を受けている人を年齢別にみると85歳以上が全体の6割を占め、75歳以上では9割以上に上ります。

高齢者のなかでも70代後半から80代、90代という後期高齢世代が増えるほど、在宅医療の必要性が高まります。

在宅医療が求められる理由②　病院中心の医療から、自宅で支える医療に

社会の高齢化が進んだことで従来の病院中心の医療だけでは対応が難しい問題も多くなっています。

現代の医療は治療が高度化し臓器別に専門化・細分化が進んでいます。病気やけがをした人は疾患ごとにそれに対応した診療科で専門的な治療を受けます。

しかし高齢になると糖尿病に高血圧、心疾患、肺疾患など、複数の慢性疾患を抱える人が多くなります。ほかにも関節痛を抱える人もいますし、年齢とともに認知機能の衰えが目立ってくる人もいます。

そうした高齢者が病院で通院治療を受けようと思うと高血圧は循環器内科、糖尿病は内分泌内科、肺の病気は呼吸器内科、膝が痛ければ整形外科、認知機能は精神科といくつもの診療科を受診しなければならず通院の負担がとても大きくなります。

まして高齢で足腰が弱っていたり、認知症の不安があったりすれば、家族が通院に付き添わなくてはならず負担も膨大になります。

また高齢者に多い慢性疾患は治療によって完治するものは少ないのが特徴です。継続的に薬を飲み、食事や運動などの生活指導を根気よく続けながら、病状が悪化しないように経過を見守っていく必要があります。

しかし病院の医師が退院後に患者と接するのは月1回などの通院時のわずかな診察時間だけです。そこで患者の生活を詳しく聞き出し、それぞれの事情に応じた細やかな指導をするのは難しいのが現実です。

それに対して在宅医療は患者の住む自宅へ医師や看護師が訪れて必要な治療を行いますから、本人も付き添いの家族も通院の負担はなくなります。

むしろ医師などが患者の生活のなかに入っていくことで十分な食事を取れているか、処方どおりの服薬ができているかなど患者や家族の実情に応じた治療・指導が可能になります。

治療内容も血圧や血糖値の管理をしながら膝の痛みといった不調に対しても医療的ケアを施すことができます。最近は在宅で使える検査機器も充実しており、病状がある程度安定している人であれば、外来での診療と変わらない医療を自宅で受けられるようになっています。

病院と連携した在宅医療で、高齢者を「切れ目なく支える」

また高齢になると入退院を繰り返す人も多くなります。

例えば心疾患や脳卒中などは入院治療によって一度は回復しても何年かすると再発し、数年ごとに入院と治療を繰り返すことが少なくありません。入院治療をすると一時的には回復しますが、全体としては徐々に状態が悪化していきます。

転倒・骨折なども同様のことがいえます。高齢になると筋力が弱くなり、体を支えるバランス感覚も低下します。転倒して骨折し、長い入院治療を終えてようやく自宅に戻ったらまた転んで骨折というケースはよくあります。

体力の落ちた高齢者は回復にも時間がかかります。軽い肺炎でも入院が1カ月近くになり、リハビリを含めて数カ月入院生活が続くことも少なくありません。そして長い入院で身体機能や認知機能が低下してしまい、入院前は一人で自立した生活を送っていた高齢者も退院後には自宅での生活が困難になるケースが多々あります。

そうしたときに自宅で退院後の生活を支えることができるのが在宅医療です。

同時に再発といった入院治療が必要なときは提携している病院に入院病床を提供できるよう協力することも在宅医療の役割の一つです。

地域の病院と連携しながら、年々状態が変わっていく高齢者が不自由なく療養生活を送れるように、在宅医療の果たす役割は大きくなっています。

在宅医療が求められる理由③ 高齢者の6割は、「自宅で療養したい」

高齢になり病気になっても、なるべく自宅で暮らしたいというのは、多くの高齢者自身の希望でもあります。

厚生労働省の「終末期医療に関する調査（2008年）」では、人生の終盤に過ごしたい場所として「今まで通っていた医療機関」や「緩和ケア病棟」などを挙げた人は3割にも満たず、27・2％に過ぎません。

一方、「自宅で療養して、必要になれば医療機関や緩和ケア病棟に入院したい」という人は半数以上の52・4％に上っています。「自宅で最後まで療養したい」という人を加えると、合計63・3％が自宅で過ごすことを望んでいます。

病院は治療のための場所です。病院で過ごす時間はすべてにおいて治療が優先され、個人の希望やその人らしい生活スタイルが入り込む余地はほぼありません。

特に気力や体力が落ちてきた高齢者にとっては、入院によって生活環境が変わること自体が大きなストレスになります。

その点、住み慣れた自宅であれば思い出の品や好きなものに囲まれ、自分のペースでリラックスして過ごすことができます。可能な限り、自宅で過ごしたいと思うのは、人としてごく自然な感情です。

ただ残念ながら現実には在宅医療の導入をためらってしまうケースは少なくありません。先の厚生労働省の調査によると在宅医療への移行や継続を阻害する最大の要因は、「介護してくれる家族に負担がかかる」(79・5%)でした。高齢者本人は家で過ごしたい気持ちがあっても、介護をする家族の負担を考えてしまい、ふみ切れずにいる家庭は少なくないようです。

実際のところ昨今は介護保険によるサービスも充実してきています。家事の援助などを行う訪問介護等を活用すれば家族が仕事で日中不在の家庭や一人暮らしの要介護の高齢者も在宅医療は可能になっています。

このような在宅医療をするときの具体的な生活について、もっと広く知られるようになれば在宅医療に対するハードルはさらに下がるはずです。

近年、高齢者向け住宅での在宅医療が増えている

在宅医療を提供する場は高齢者が長年住んできた自宅だけではありません。近年増えているのが、医療機関が併設されていない有料老人ホームやサービス付き高齢者向け住宅といった高齢者向け住宅での在宅医療です。

私のクリニックの場合、在宅医療の利用者は約650人（2022年4月時点）でそのうち約4割は個人の住宅ですが、残る約6割の患者は高齢者向け住宅に居住されています。

2020年に在宅医療の利用者が80万人を超えましたが、その割合を居住場所別にみると、個人の住宅よりも高齢者向け住宅で利用者の伸びが大きいことが分かっています。

こうした高齢者向け住宅は、看護師や介護士といった専門スタッフが常駐しているところも多く、家族に代わって見守りをしてもらえる安心感があります。

また高齢者向け住宅は転倒などのリスクを考慮し、体力の低下した高齢者でも安心して暮らせるバリアフリー設計になっています。生活面にしても介護保険施設に入所する場合に比べると、高齢者向け住宅は外出や食事などの自由が多く自宅と同じような過ごし方ができるのも人気の理由の一つです。

高齢者が退院後もともと住んでいた自宅での生活が困難になったとき、あるいは介護をする同居家族の負担や不安が大きい場合はこうした高齢者向け住宅に転居し在宅医療を行うのも一つの選択肢になります。

ただし高齢者向け住宅でも居住者の対象や条件などはさまざまです。なかには要介護度が高くなったときや認知症が進んだときに退去を求められるところもあります。看取りまで対応してもらえるかどうかも運営事業者の方針によりますから、そうした点は入居前によく確認する必要があります。

在宅医療が求められる理由④　国が推進する「病院から在宅へ」の流れ

在宅医療を推進していくことは国の方針でもあります。

そもそも日本の在宅医療は１９８０年代に寝たきり老人を対象に「訪問診療」の概念が導入されたところからスタートしています。続く１９９０年代にはがん患者の終末期の緩和ケアを自宅で行う体制が整備されてきました。

その後２０００年に介護保険制度が導入されてからは介護が必要な高齢者を自宅で支える体制が強化されてきました。

２００６年に「在宅療養支援診療所」、２００８年に「在宅療養支援病院」の制度がそれぞれ創設され、在宅医療を行う地域のかかりつけ医や地域の病院に対して診療報酬が加算されるようになっています。

２０１２年には「機能強化型在宅療養支援診療所・病院」の制度がつくられ、在宅医療のさらなる拡充が進められてきています。

この背景にあるのが急速な少子高齢化による国民医療費や社会保障費の増大です。

国民が高齢になるほど治療を必要とする人が増えます。わが国は高齢化により、国民医療費も増加の一途をたどっています。2011年時点で約39兆円だった国民医療費は、2025年には約60兆円に達すると見込まれているのです（厚生労働省「地域医療構想について」2019年6月）。

また増え続ける国民医療費を削減するために、現在、国が進めているのが病院の病床の削減です。2013年時点で約135万床あった病床を20万床程度削減し、2025年には115〜119万床に減らすことを目指しています（厚生労働省「地域医療構想・医療計画について」2016年7月）。

高齢者が増えるなかで病床を減らせば、それまで病院で医療・介護を受けていた人が行き場を失います。その受け皿として期待されているのが、やはり在宅医療です。

2020年からのコロナ禍では各地で病床の確保が課題になりましたが、感染症が拡大するなかでも病床削減計画は着々と進められています。大阪などの一部都市では、それが医療崩壊の遠因になっているとの指摘もあります。

各地域の未来の姿から逆算した「地域医療構想」

病床削減とともに国が進めているのが病院や医療機関の機能分化です。

病院の病床には病気やけがをした人を集中的に治療する急性期病床と入院で体力の落ちた患者にリハビリ等を行って回復を図る回復期病床、急性期を過ぎた患者の療養を中心とした慢性期病床などの種類があります。

少子化により日本の総人口は2060年には8674万人まで減少すると予想されています。そのため長期的にみると急性期病床は余るようになり、一方で高齢者の割合が増えると入院治療後の回復を促す回復期病床は今よりも必要になります。

そこで国は2014年に「地域における医療及び介護を総合的に確保するための基本的な方針」を策定しています。これは地域の病院・医療機関の機能を明確にし、各機関が連携することで国民医療費を抑えながら、必要な人に必要な医療・介護を提供する体制を整えようというものです。

国の方針に基づいて2015年から各都道府県が取り組んでいるのが「地域医療構想」

です。具体的な内容は次のようになります（厚生労働省「令和元年度在宅医療関連講師人材養成事業」）。

①２０２５年の医療需要と病床の必要量

・高度急性期、急性期、回復期、慢性期の４機能ごとに医療需要と病床の必要量を推計

・在宅医療等の医療需要を推計

・都道府県内の構想区域（二次医療圏が基本）単位で推計

②目指すべき医療提供体制を実現するための施策

（例）医療機能の分化・連携を進めるための施設整備、在宅医療等の充実、医療従事者の確保・養成等

この病院・医療機関の機能分化によって２０２５年までに新たに在宅医療を必要とする患者・要介護者は全国で30万人程度になると試算されています。

このように地域医療構想のなかでは医療・介護が必要な高齢者・患者を支えるために、

［図表3］　在宅医療の整備目標の設定について

- 2025年に向け、在宅医療の需要は、「高齢化の進展」や「地域医療構想による病床の機能分化・連携」に伴い、大きく増加することが見込まれている。
- 増大する需要に対応する在宅医療・介護サービスを確保していくため、都道府県と市町村が連携しながら第７次医療計画・第７期介護保険事業（支援）計画の政策を進め、それぞれ段階的な目標・サービス見込み量を設定。

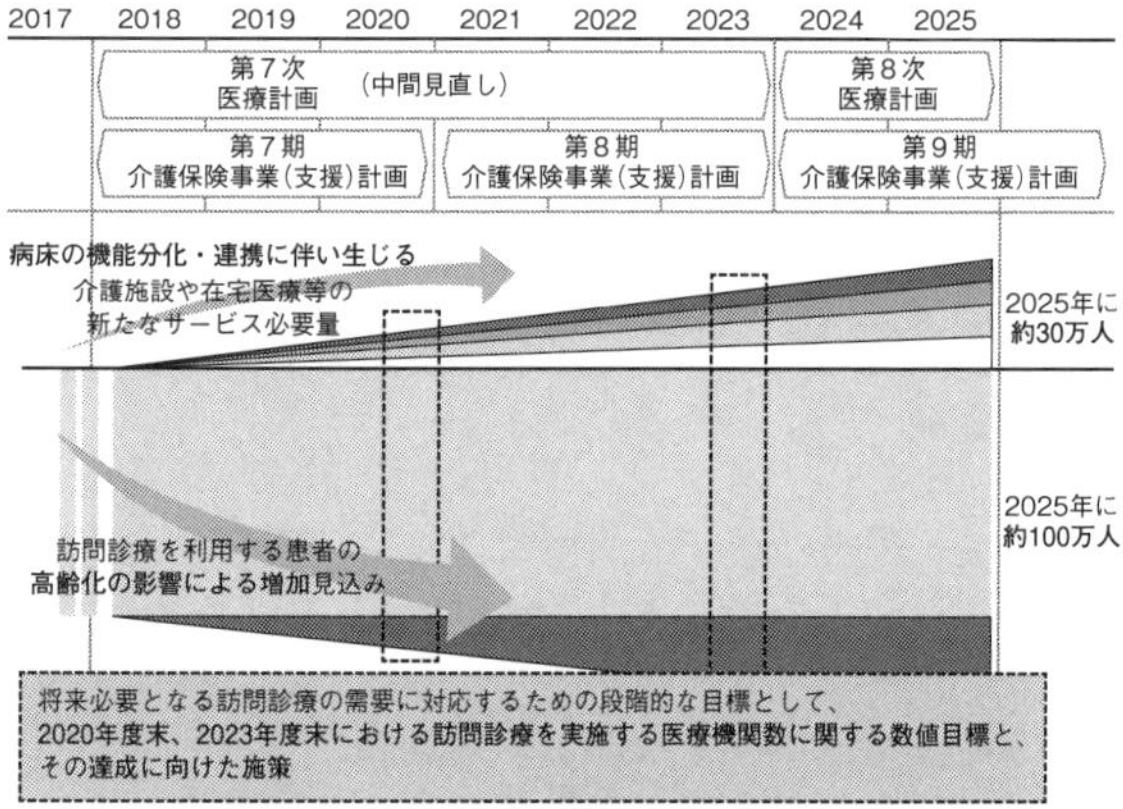

厚生労働省　地域医療構想WG・在宅医療WG合同会議
参考資料2「在宅医療の充実に向けた取組について（2018年3月）」より作成

在宅医療はすでに必要不可欠なものとして位置づけられています。

必要な人が在宅医療を受けられる体制整備が喫緊の課題

地域の病院や家族、介護事業者といった関係者と十分に連携しながら、高齢になっても病気になってもその人らしい生活を送れるように支えていくのが、在宅医療に課せられた使命です。

２０２５年に向けた地域医療構想では、在宅医療の利用者が１００万人規模になるのに加え、新たに30万人の利用が増えることが予想されていますから、大都市圏をはじめそれぞれの地域で、必要な人が在宅医療を受けられる体制の整備はまさに待ったなし、喫緊の課題です。

しかしながら高齢者人口がピークを迎える２０４０年があと10数年後に迫った現時点でも、各地域で在宅医療が十分に活用されているとはとてもいえません。

在宅医療という言葉は知られるようになったものの、医療・介護分野の専門職でもまだ病院中心の医療から脱却できていない人は少なくないと感じます。

また在宅で提供されている医療・ケアについても、医療機関によって量的にも質的にも大きな差が生じています。必ずしも患者の希望に添った医療・ケアを提供できていないケースもあります。

私は２００５年頃から在宅医療に携わっており、練馬区に在宅医療クリニックを開業したのは在宅療養支援診療所制度が創設されてから5年後、２０１１年のことです。以来、日本の在宅医療のあり方について考え続けてきましたが、開業から11年が過ぎた今も、わが国の在宅医療にはまだまだ多数の課題が山積しています。

［第2章］

〝ただ看取るだけ〟が目的となってしまった在宅医療の問題点

行政が期待するほど、進んでいない在宅医療

私のクリニックがあるのは東京都練馬区です。

練馬区の人口は74万人余りで東京23区のなかでも世田谷区に次いで2番目に人口の多い区です。全区民のうち65歳以上は16万人以上に上り、高齢化率も21％を超えています（2022年1月時点）。

多くの高齢者を抱える練馬区も介護が必要な高齢者を地域で支えるために、在宅医療の体制整備を急いでいます。そのために地域の医療関係者や有識者による話し合いや、在宅医療導入のための研修セミナーなどを行っています。

私も区役所や製薬会社、医療経営コンサルタントなどの方々から在宅医療の講演依頼がよくあります。在宅医療の進展や地域貢献のためになるなら、という思いで協力をしています。

ところが現実には行政が期待するようなペースで在宅医療の普及が進んでいるわけでは

ないのです。これはおそらく練馬区だけの問題ではありません。特に多くの人口を抱える大都市圏ではどこも似たような状況ではないかと想像します。

それではなぜ在宅医療の普及が進まないのでしょうか。

私がこれまで在宅医療に携わってきた経験からいえるのは現在のわが国の在宅医療は制度や運営面、あるいは医師の診療技術・働き方などの面で、さまざまな課題があるということです。在宅医であり、クリニックの経営者でもある私自身が注目している課題を整理すると次の4点が挙げられます。

①在宅医療の担い手の不足
②在宅医療の診療内容のばらつき
③医師同士や多職種との連携の難しさ
④在宅看取りばかりを重視する風潮

[図表4]　在宅療養支援診療所数

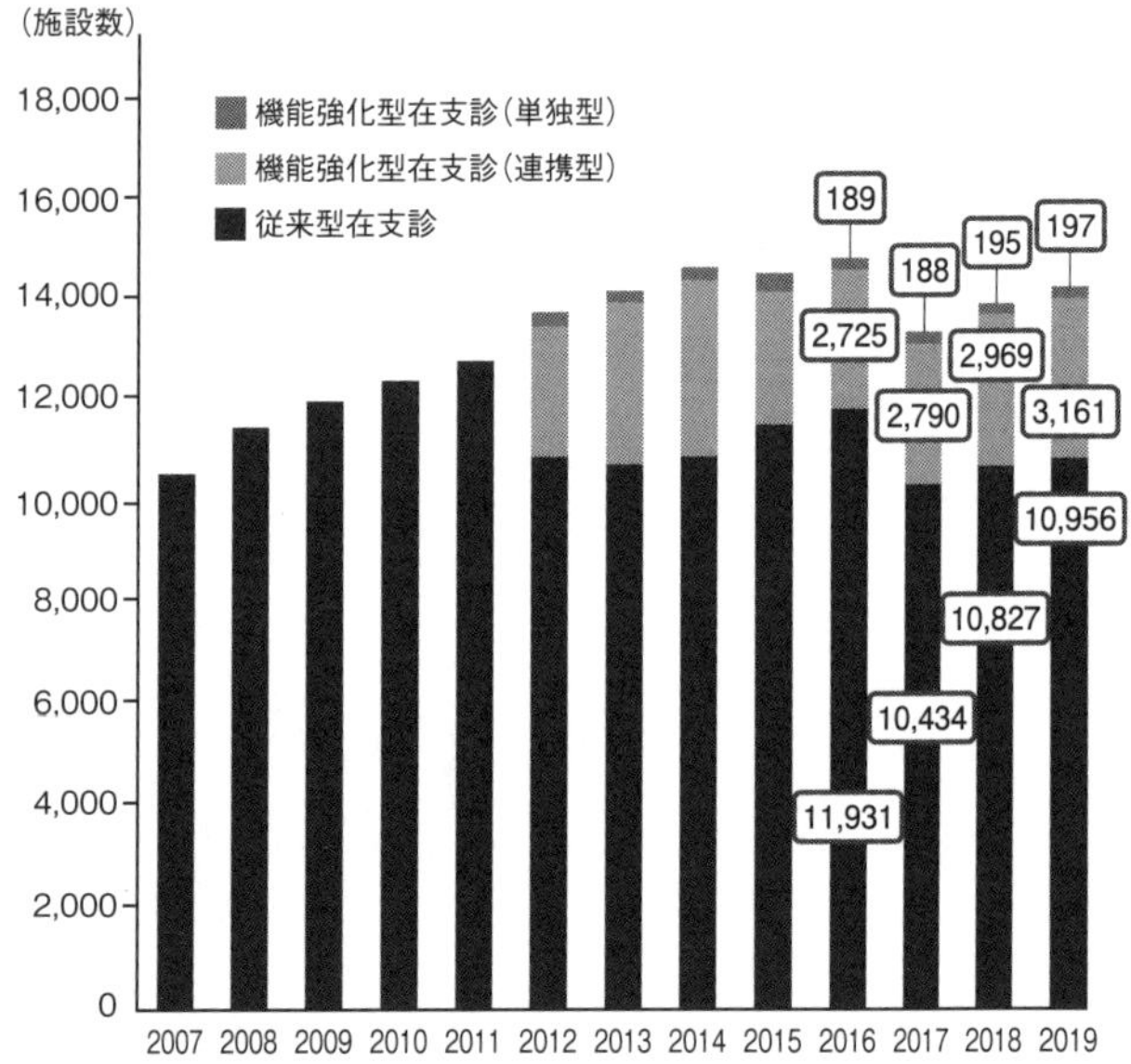

第1回在宅医療及び医療・介護連携に関するワーキンググループ 参考資料「在宅医療の現状について」(2021年10月)より作成

〈課題①〉在宅医療の担い手の不足

最初に注目したい課題は、在宅医療の担い手の不足です。

国は高齢者の急増に対応するべく、「在宅療養支援診療所(在支診)」や「在宅療養支援病院(在支病)」「機能強化型在宅療養支援診療所(機能強化型在支診)」といった制度を整備し、在宅医療を担うクリ

［図表5］　在宅療養支援病院数

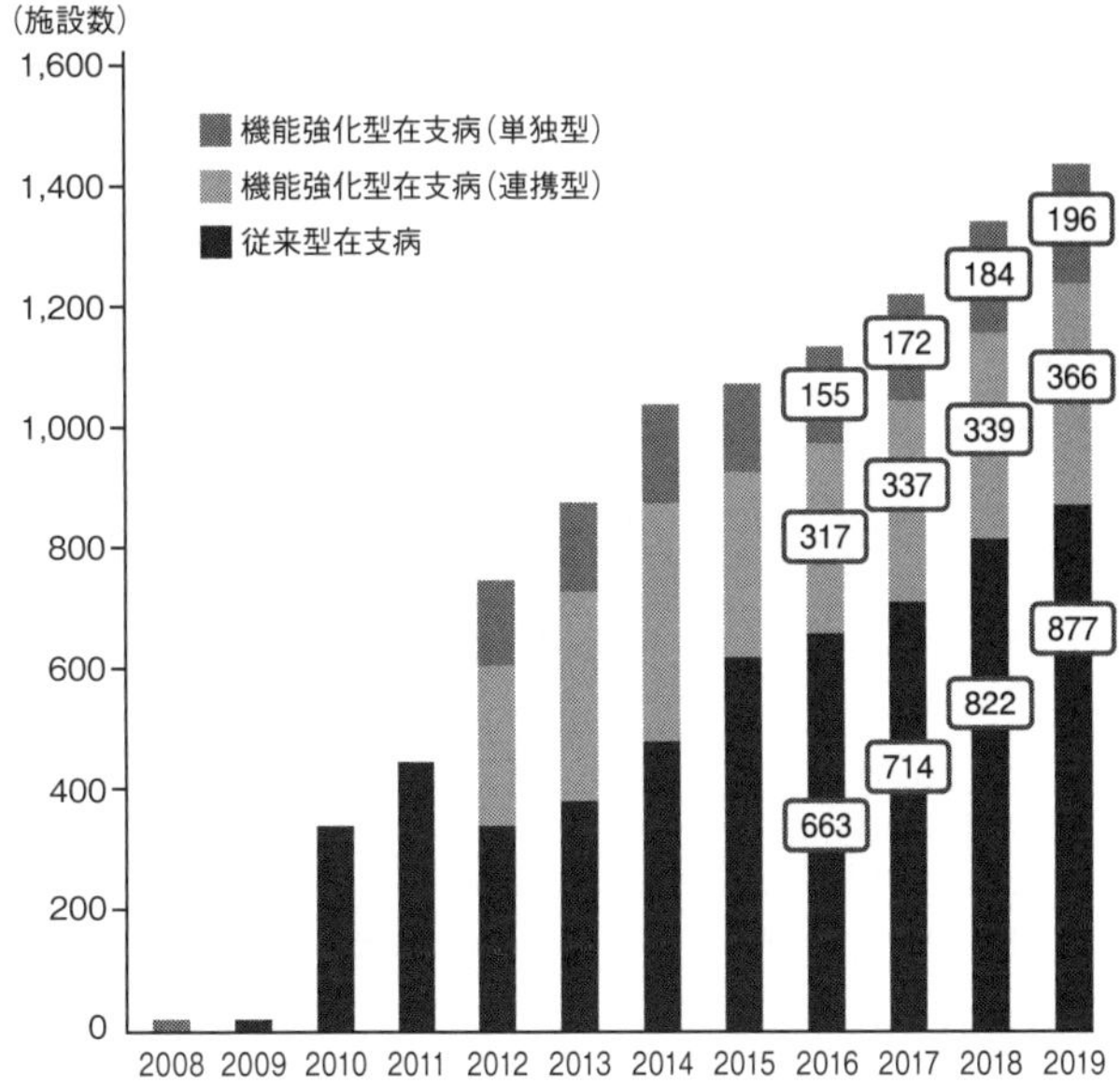

第1回在宅医療及び医療・介護連携に関するワーキンググループ 参考資料「在宅医療の現状について」（2021年10月）より作成

ニック、病院を増やそうとしてきています。

しかし図表4を見ると分かるとおり、在支診の施設数は思ったほど伸びていません。

厚生労働省の各種資料によると、在支診の施設数はここ数年、1万4000施設ほどです。在支診の制度ができた2006年から10年ほどは微増傾向にありましたが、それ以降は減少傾向となっています。

機能強化型在支診が創設された２０１２年以降は機能強化型のクリニックが増えましたが、在支診施設の総数は頭打ちになっています。２０１８年時点で、一般診療所のなかで在支診が占める割合は13％にとどまっています。

在支病のほうは、図表５のグラフでは右肩上がりで増えていますが、２０１８年時点の届け出数は約１３００施設です。一般病院全体に占める割合は15％に過ぎません。

最もネックになるのが「24時間対応」

在支診を増やすにあたり、最大の障壁となっているのが、在支診の設置基準にある「24時間」の対応です。

クリニックが在支診として在宅医療をするには国への届け出が必要です。届け出をしなくても訪問診療などを行うことはできますが、届け出をすることで診療報酬の加算が請求できるなど、経営的にも安定して在宅医療を提供できます。

ただし在支診の届け出をするには、次のような要件を満たさなければなりません。

［在宅療養支援診療所の施設基準］

・患者や家族から24時間連絡を受けられる体制を確保する
・患者の求めに応じて24時間往診が可能な体制を確保する
・担当医師の指示に基づき24時間訪問看護のできる体制を維持する
・緊急時に連携保険医療機関に検査・入院時のベッドを確保する
・連携する医療機関等への情報提供を行う
・年に1回、看取り数等を地方厚生（支）局長へ報告する

高齢者や要介護の人は、ちょっとした環境の変化で急に状態が悪化することがあります。夜間や休日も含めて24時間連絡が取れる体制があることは、患者や家族が自宅で安心して療養するためには不可欠な条件です。

しかし、これは在宅医にとっては1日24時間、夜間も休日もなく、電話が鳴れば対応をしなければならないことを意味します。この24時間対応が難しいために、在支診として届け出をしない、できないクリニックは少なくないのです。

ちなみに私のクリニックのような「機能強化型在宅療養支援診療所」では、在支診の基準に加え、さらに以下の基準を満たす必要があります。

［機能強化型在宅療養支援診療所（単独型）の施設基準］

・在宅医療を担当する常勤の医師が3人以上
・過去1年間の緊急往診の実績が10件以上
・過去1年間の看取りの実績、または超・準超重症児の医学管理の実績いずれかが4件以上

［機能強化型在宅療養支援診療所（連携型）の施設基準］

・在宅医療を担当する常勤の医師が連携内で3人以上
・過去1年間の緊急往診の実績が連携内で10件以上、各医療機関で4件以上
・過去1年間の看取りの実績が連携内で4件以上、かつ各医療機関において看取りの実績または超・準超重症児の医学管理の実績いずれかが2件以上

在宅医療を担っているのは、町の開業医が中心

日本医師会総合政策研究機構では、2017年に「診療所の在宅医療機能調査」を行っています。これは全国の在支診の届け出施設と、在宅時医学総合管理料（在宅医療の診療報酬）の届け出をしている診療所4386施設を対象にしたもので、わが国の在宅医療の実態が表れています（有効回答数1527施設）。

この調査によると対象施設のうち、在支診の届け出をしているのは、58・2％にとどまっています。在支診の届け出をせずに、必要に応じて訪問診療や往診などを行う施設が約40％に上っています。

施設規模では88・3％が入院設備をもたない無床診療所です。施設における在宅医療の位置づけは87・4％が「外来の延長」と回答しており、「在宅中心（外来あり）」「在宅専門（外来なし）」は合計8・2％に過ぎません。

この調査から見えるのは現在のわが国の在宅医療は、いわゆる町医者と呼ばれる小規模クリニックが、外来診療の合間に在宅医療を行っているケースが大多数を占めているとい

うことです。

在宅医は「1人」が7割以上で、医師の年齢は50代以上が約8割

医師の仕事は、人の命を預かるもので重い責任を伴います。そこで医師には、患者が求めるときは正当な理由なくこれを断ってはならない、という「応招義務」が課せられています。このために病院では複数の医師がシフトを組んで夜間や休日も診療をしていますし、在宅医療でも24時間の対応が重視されています。

しかしながら現実問題として医師が1人の場合、24時間対応をするのは非常に困難です。先の調査では各施設の在宅医療に従事する医師数は「1人」が最多で、全体の72・4%を占めています。特に機能強化型でない在支診や届け出なしの施設では、ほとんどが医師一人体制です。

しかも、在宅医（常勤）の年齢は、60代が最多の32・4%です。次いで50代が30・7%、70代以上が15・9%です。50代以上でほぼ8割を占めています。

[図表6]　訪問診療の実施時間帯

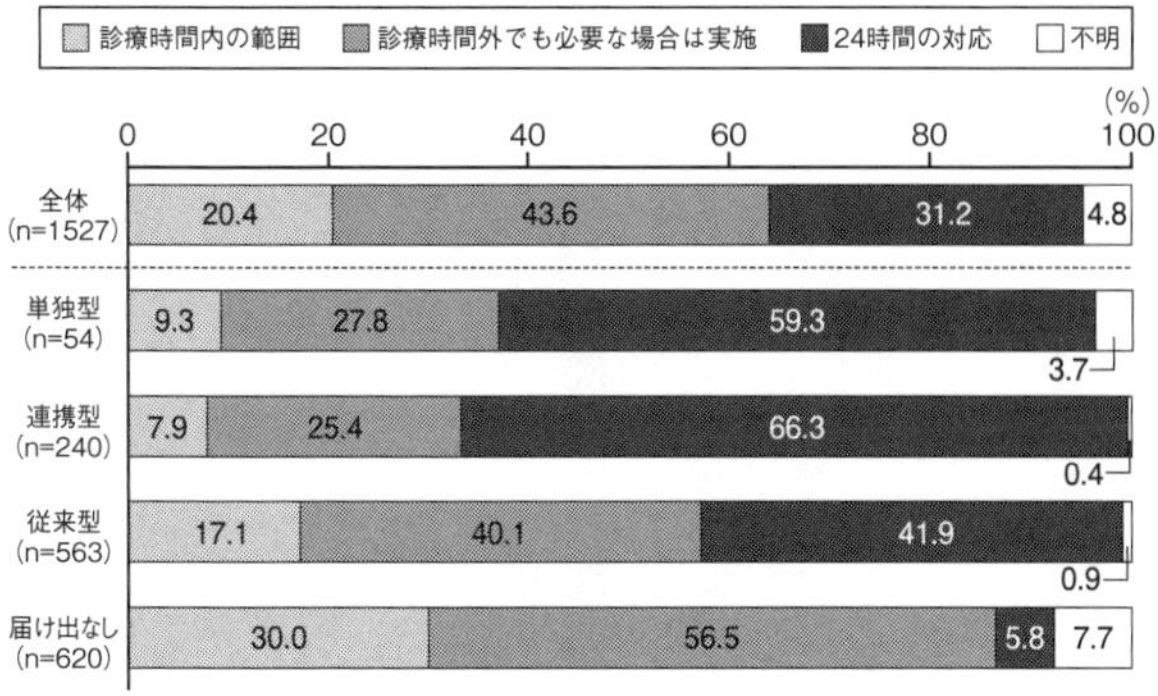

[図表7]　在宅医療に従事する総医師数別割合

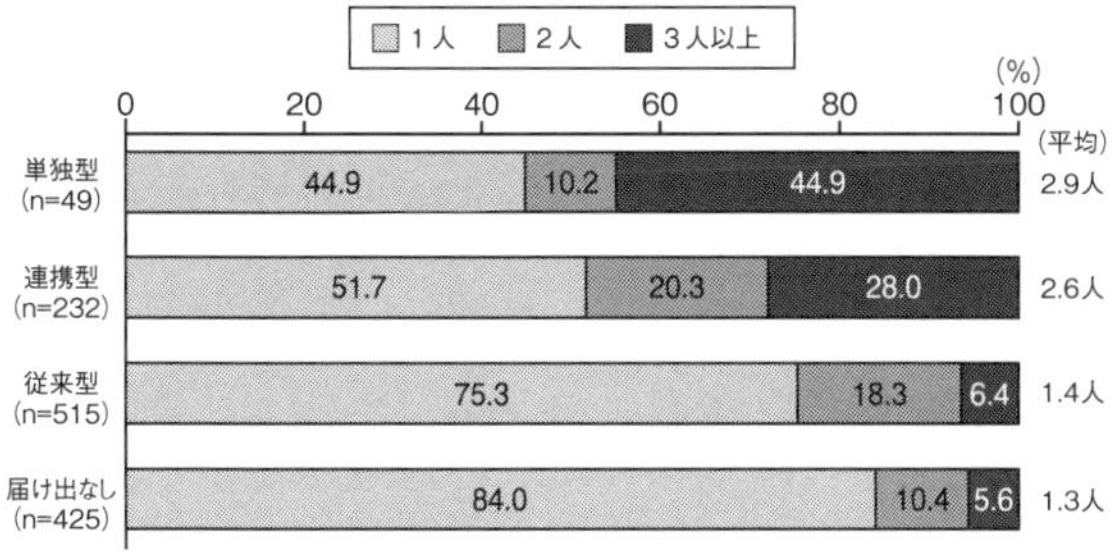

[図表8]　常勤医師の年齢構成

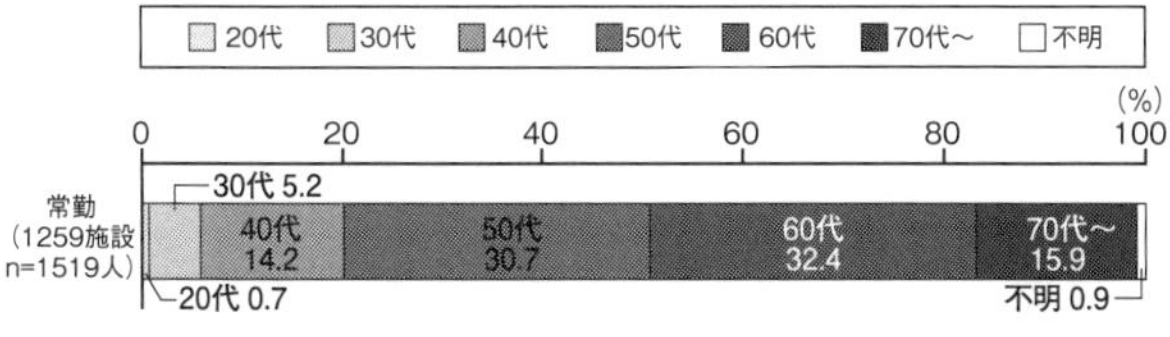

日本医師会総合政策研究機構「第2回診療所の在宅医療機能調査(2017年10月)」より作成

60代、70代といえば一般社会では定年を迎え、現役を退く人が大半です。世間では働き方改革が進められる時代に、高齢になった医師たちに一人で24時間休みなく働きなさい、というのはどう考えても無理があります。

小規模の在宅医療クリニックで24時間体制を確立するために、どうすればいいかは各地の行政も頭を悩ませています。練馬区でも地域の複数の在宅医が連携し、輪番制で夜間・休日の対応をするべく検討したこともありますが実現はしていません。

私も経験した24時間体制の往診

実は私自身も一人で24時間対応を行っていた時期があります。

私の場合2011年の開業当初から、在宅医療に取り組む以上は24時間対応を大切にしたいと考えてやってきました。当時、日中は外来診療、訪問診療を行いつつ、夜間の往診は一人で対応していました。

当初私は電話で呼び出されて往診に行くのも、それほど大変という思いはありませんでした。

もちろん急な呼び出しに応じるのは決して楽ではありません。1日の勤務を終え、自宅に車を止めようとしたところで電話が鳴る。夜間には、眠りに落ちた直後に電話で起こされる。休診日にスポーツジムに行きマシンを使い始めた瞬間に電話が鳴る。そういう具合でしたから、自分のプライベートがかなり犠牲になるのは事実です。

しかしいったん患者の元へ行けば、私の顔を見るだけで患者本人や家族がホッとするのが分かります。高齢者や介護をする家族は、何かあれば命に関わるという不安を抱えています。医師が自宅に出向いて「大丈夫ですよ」と声を掛けるだけでも大きな意味があります。

私自身は医師として患者のために最善を尽くしたいという思いがあり、夜中に叩き起こされても、患者の求めに応じられている喜びを感じながら往診に行っていました。

ただしそれは開業当初の患者数が少ない時期だからこそできたことでもあります。当初の利用者は数十人からスタートして年々患者が増えていき、それでも300人弱まではなんとか対応ができていました。

しかし300〜400人という規模になると、一人で対応をするのは次第に困難になってきます。最も多いときは2日に1回は夜間の往診が入るようになり、さすがに体力的に限界を感じるようになりました。実際に体調も崩しましたし、私が疲労困憊している様子を心配し、周囲の人にも往診をやめるよう諭されたほどです。

結果的に、24時間対応は医師一人では続けられず、複数の医師の連携が欠かせないと実感しました。

小規模クリニックの経営を左右する医師の雇用

しかし在宅医を増やすというのも、実はそれほど簡単ではありません。

医師は高度専門職であり、常勤医であれば報酬も高額になります。そのため小規模のクリニックにとって、医師を1人雇うことは経営を左右しかねません。医師の報酬をまかなえるだけの患者を新規に獲得できなければ、医師の給与で経営が圧迫されてしまいます。

そのため真面目で良心的な開業医ほど、手を広げたがらない傾向があるように感じます。

私の感覚でいえば外来診療の合間に在宅医療を行うような施設では、医師1人あたり在宅患者20人前後までが無理のない範囲ではないかと思います。

先ほどの「診療所の在宅医療機能調査」でも、1施設あたりの平均患者数は32・4件です。最も多いのが「1～5件」(32・0%)、次いで「10～19件」(16・4%)となっていますから、だいたい実状に即した数値だと思います。

地元・練馬区の在宅医療クリニックも、医師1人で外来の合間に在宅患者20人くらいを診ているところと、在宅専門で医師1人あたり患者100人ほどを診ているところに、大別されるようになってきています。

小規模の在宅医療クリニックの現実を見れば、限られた少数の患者しか対応できないとしてもやむを得ないかもしれません。しかしこのままでは、在宅医療の裾野の拡大が進まず、在宅医療を受けたくても受けられない高齢者が増えるのは明白です。

在宅医療に携わりたい医師ばかりではない

また小規模クリニックで在宅医を募集したとしても、なかなか人材が集まらないという問題もあります。

日本は諸外国に比べ会社員の給与がこの数十年、低いままです。医師の世界もそれは例外ではなく、昔に比べるとむしろ待遇は悪化しています。

これは私が医師になった30年前頃から生じていた傾向ですが、最近はそれがより顕著になっています。待遇への不満などから病院勤務をしていた医師が退職してしまうケースも増えています。結果、医師の人材派遣事業が活況を呈しています。

ただそうした人材派遣業者にクリニック勤務の在宅医の募集をかけても、優秀な人材がすぐに確保できるわけではありません。

そもそも在宅医療を専門にしたいという医師は決して多くありません。病院勤務に慣れた医師にとって在宅医療はまったく環境が異なります。

俳優の吉永小百合さんが在宅医を演じた映画『いのちの停車場』を観た人は分かると思いますが、在宅患者の住環境はさまざまです。掃除や整理整頓が行き届いたきれいな家ばかりではありません。最近の若い医師には恵まれた環境で育ってきた人も少なくないので、高齢になって家事もままならなくなり、汚れものやゴミが散乱したような家屋に入って診療をすることに抵抗を感じる医師もいます。

また最近の若い医師は、仕事に対する価値観も昔とはだいぶ異なっています。

現在50代の私が若い頃は、人より多く稼ぎたければ人の3倍働けばいい――そんな猛烈な働き方がもてはやされ、実際に実践している医師たちも多くいたものです。

しかし、今は高い給与を出すだけでは動かない傾向があります。人材派遣会社の担当者と話をすると、若い医師たちが何を求めているのか分からないとこぼしています。

私が想像するに一定の給与水準に加え、働きやすくてある程度は自分の時間をもて、医師としてのやりがいも得られる――そういうワークライフバランスを求めて勤務先を吟味しているように感じます。

ときおり画一的な病院医療に納得できず、患者を自宅や生活の場で支えたいという、高い志や意欲のある若い医師もいます。ただそういう医師はだいたい自分で在宅医療クリニックを開業しています。

現状のような給与体系や働き方のままでは、クリニックに勤務する若い在宅医は増えていかないだろうと危惧しています。

〈課題②〉　在宅医療の診療内容のばらつき

在宅医療の課題の2つ目は、診療内容の問題です。

そもそも在宅医療は、診療所・クリニックによって受け入れ可能な患者も異なっています。

例えば外来の合間に在宅医療を行っているクリニックであれば、高血圧や心疾患、糖尿病、慢性呼吸器疾患といった生活習慣病をもつ患者が多いと思います。外来を受診していた人が通院が難しくなってきたところで在宅へ移行することが多いからです。

在宅患者には認知症の人も多くなっていますが、認知症の治療・ケアを得意とするクリニックもあれば、認知症が高度に進んだ人は対応ができない施設もあります。

在宅医療を専門に行っているクリニックでも、がんの終末期の患者ばかりを診療している施設もありますし、先天性疾患や難病をもつ小児の在宅医療を専門としているところもあります。

先の「診療所の在宅医療機能調査」では、患者の状態別に見た在宅医療の対応状況についても調べています。

認知症の患者の診療について「通常対応可能」としている施設は増えていますが、それでも53・4％と半数強です。呼吸器疾患（慢性呼吸器不全等）を対応する施設も45・7％と比較的多いです。

一方、末期がん患者に通常対応している施設は37・1％と、3分の1程度です。重度心身障害（脳挫傷、脊椎損傷等）や特定疾患（難病）、小児の在宅医療は20％台以下という結果で、対応できるのは限られた施設になります。

ちなみに私のクリニックでは高血圧や糖尿病といった生活習慣病のほか、脳梗塞の後遺症、関節リウマチや関節疾患、認知症をはじめとした精神疾患、小児と幅広い患者の在宅医療を支援しています。がん終末期の重度の患者も要望があれば対応しますが、患者数の割合としてはそれほど多くはありません。

このようなクリニックごとの診療内容の違いや得意・不得意は、一般の人はもちろん看護・介護の専門職にもなかなか見えにくいところです。

在宅医療のガイドライン等はなく、現場の医師任せ

また在宅医療ではたとえ患者が同じ疾患・健康状態であっても、診療内容そのものがクリニックや医師によって異なることが多々あります。

病院の医療であれば、医師が10人いたら全員が同じゴールを目指して治療をします。患者の状態に応じて検査から治療法に至るまで、診療ガイドラインが詳細に決められており、それに従って治療を進めていくからです。

しかし在宅医療ではどこを目指すのかという共通のゴールもなければ、治療方針についても決まりがありません。在宅医療の進め方を示すガイドラインの類はなく、医師が患者や家族の希望を踏まえ、すべて個々に判断しています。

例えば在宅医療における医学的管理には、在宅酸素療法、人工呼吸器管理、気管切開、中心静脈栄養、胃ろう、経管栄養、導尿、褥そう等の難治性皮膚疾患管理、がん終末期の疼痛管理などがあります。これについても何にどのくらい対応しているかはクリニックに

[図表9]　患者の状態別にみた在宅医療の対応状況

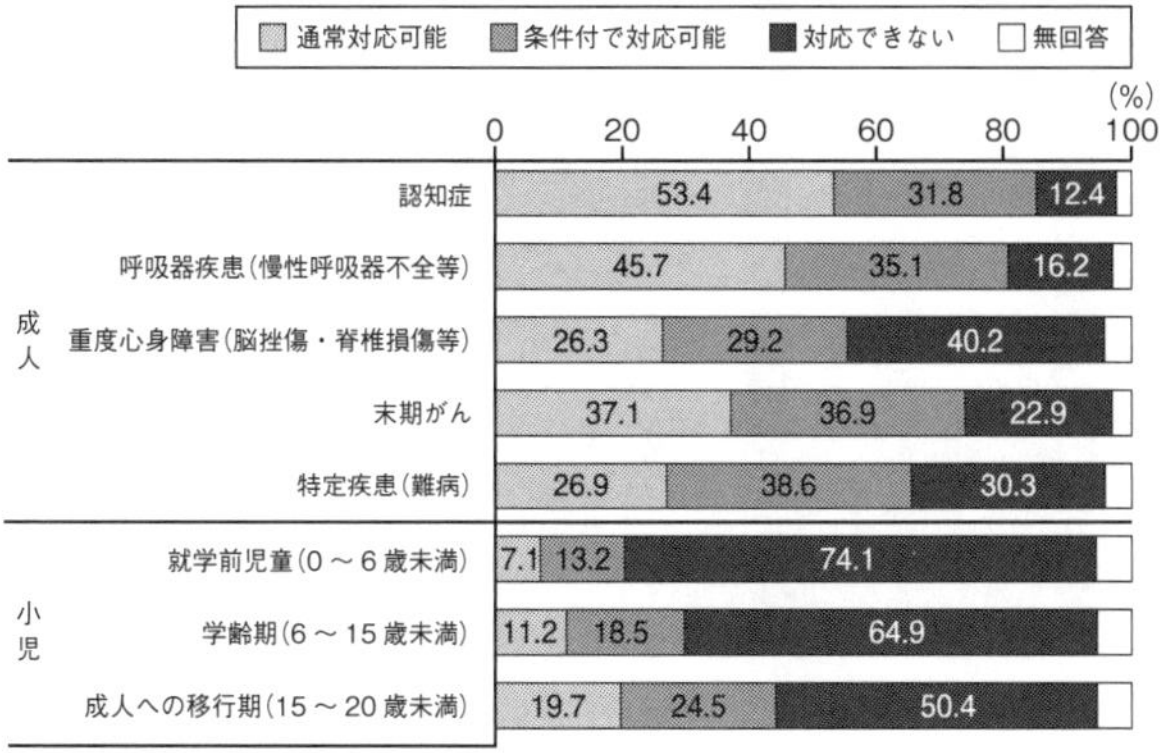

[図表10]　医学的管理の対応状況

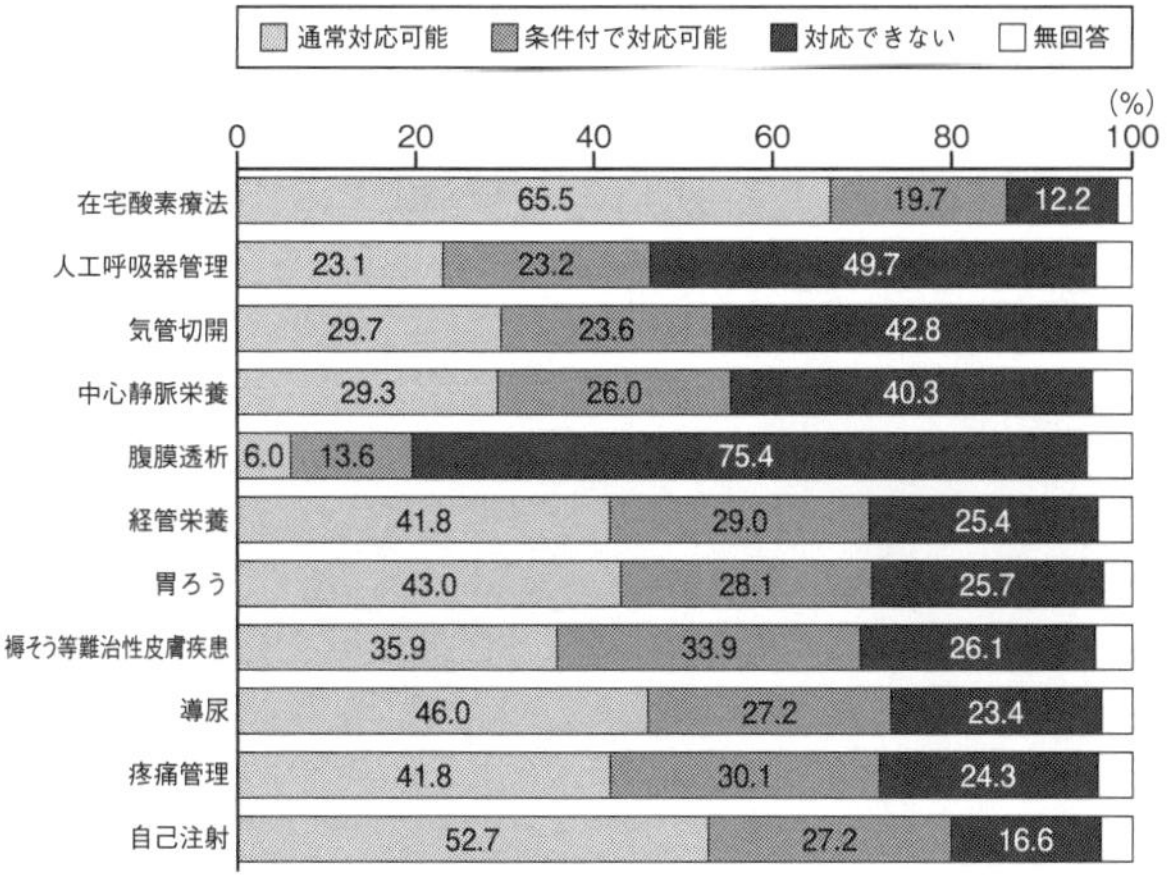

日本医師会総合政策研究機構「第2回診療所の在宅医療機能調査(2017年10月)」より作成

よって違います。

対応に差が生まれる理由は、医師の診療技術の違いだけではありません。日常の管理をする訪問看護師を確保できるかどうかという人員の問題もありますし、クリニックで使用できる検査機器・医療機器の違いもあります。

外来を中心とする小規模クリニックは、在宅で使用できる検査機器等も限られることが多く、必要な検査を行えないケースや検査のためだけに連携病院に入院しなければならないこともあります。その場合、患者の状態によっては自宅と病院とを頻繁に行き来することになり、患者の生活の質（QOL）は低下してしまいます。

専門外の診療に自信をもてない医師も多い

医師の診療技術という点でも、病院の医師に求められるものと在宅医が求められるものは異なります。

病院では、医師は専門の診療科の疾患のみを集中的に治療します。在宅では患者の全身状態やそれまでの経過、本人・家族の希望などから、総合的に判断して診療方針を決めていく「総合診療」が求められます。

今ほど医学が発達していなかった第二次世界大戦直後までは、心臓の病気も肺の病気も感染症も、すべて一人の医師が診ることが少なくありませんでした。

しかし戦後に医療技術が劇的に進歩し、臓器ごとに細分化されてきた現在の医療で、一人の医師がすべての診療科に対応するのは実質的に不可能です。そのため自分の専門分野は自信をもって対応できるものの、専門外の分野は対応が難しいと感じてしまう医師は少なくありません。

在宅医の専門診療科で最も多いのは内科です。全体の7割近くが内科というデータもあります。次いで多いのが小児科であとは精神科や脳神経外科などの医師がわずかにいるくらいです。

高齢者には認知症やうつ病などの精神疾患や、変形性関節症、関節リウマチといった整形外科の疾患、嚥下機能の低下といった耳鼻科領域の疾患、白内障、緑内障、加齢黄斑変性といった眼科領域の疾患も少なくありません。これらの疾患があると日常生活にも大きな支障をきたすようになり、ＱＯＬにも影響しますが、医師が専門外であることで十分な対応ができていないケースは、おそらく少なくないはずです。

寝たきり高齢者に対し、何をすればいいか分からない医師

在宅医でも経験の浅い医師は、そもそも在宅で療養する高齢患者にどう対応していいか分からない、という人もいます。

私の感覚ですが、医師の９割は自分の専門知識や医療技術を活かし病気を治すことが患者を幸福にすることだと考えています。外科医であれば肺がんの手術をして病巣を切除すること＝患者を幸福にすることです。それ以外のことにはあまり興味がないし、治療するべき病気がないなら「医師としてすることは何もない」と思ってしまう人もいます。結果的に定期訪問診療で患者の健康状態をチェックするだけで、あとは積極的に患者に関わろうとしないケースもあります。

しかし在宅では、大きな病気はないけれど加齢で衰弱して寝たきりになったような高齢

者が大勢います。そういう高齢者に対し、どうすればその人が家で気持ちよく前向きに過ごせるか、その人にとってベストな医療・ケアとは何かなど、明確な答えのない問いを考えながら寄り添うことも在宅医の重要な役割です。

患者に医療行為をいっさい受けたくないという意思があるときや、痛みや不調がまったくないときであれば、経過観察だけでもよいと思います。しかし白内障が進んで目が見えにくいとか、膝の痛みがあってトイレに行くのも苦労しているなど、何らかの不調や痛み、生活上の困難を抱えているのであれば、それを取り除く方法を考え必要な医療サービスを提供するのが在宅医の仕事です。

病院の勤務医をしていた若い医師に、そのような在宅医に求められる資質や姿勢について説明し、理解してもらうのも思った以上に難しいと感じています。

在宅だからと、治療を諦めている患者

在宅医療を受けている患者本人や家族も、病院を退院して在宅になったら積極的な治療はしない、できない、と思っている人が少なくないようです。

本心では治療を続けたいと思っている人や、ＱＯＬを下げる不調や痛みがある人でも「家にいられるだけでありがたい」と我慢してしまい、医師や看護師に希望を伝えないケースもあります。

実際には近年は在宅でも病院の外来診療と変わらない治療を行える施設は増えていますが、クリニックによって診療内容が異なることもあるため誤解している人も多くいます。

こうした誤解により、患者にとって在宅医療の期間が〝積極的な治療を断念し、ただぼんやり家で死ぬのを待つ時間〟になってしまうのは良いことではありません。

これまでに多くの治療を受け、あとは何もしないで家でゆっくりしたいという明確な希望がある人は、治療をせずに自宅でのんびり過ごすのもよいと思います。

同時に急性期を過ぎて自宅に帰って治療を続けたい人、苦痛や不調をできる限り改善し生活をより充実させたい人の希望にも応えられるよう、在宅医療全体の質を上げていく努力が必要です。

〈課題③〉　医師同士や多職種との連携の難しさ

課題の３つ目は、在宅医療における関係機関との連携の難しさです。

在宅医療では病院から退院時に在宅に移行する、あるいは在宅で療養していて急変したときに入院病床を確保するなど、地域の医療機関との連携が欠かせません。

また在宅患者に24時間対応をするには複数の医師が連携する必要がありますし、診療について専門の異なる医師にアドバイスを求めることもあります。こうした医師同士の連携も非常に重要です。

さらに高齢者の大半は、要介護認定を受けている介護保険サービスの利用者でもあります。在宅での生活を支援する訪問看護師や介護士、ケアマネジャーといった看護・介護分野の専門職との連携も不可欠です。

こうしたさまざまな関係機関・関係者との連携がなければ、生活の場で高齢者を支える切れ目のない支援は実現しません。地域の関係機関が手を組んでチーム一体となって高齢者を支えるのが、地域包括ケアシステムの基本的な考え方です。

しかし現実には、こうした地域の連携・ネットワークが必ずしもうまく機能しているわけではありません。

行政も地域包括ケアシステムや在宅医療に関するセミナーを開催するなどして、地域の関係者が連携するための下地づくりをしています。しかしながら実体は、それぞれの在宅医療クリニックが個別に動いて病院や介護保険事業所と関係づくりをしているため、連携先や連携体制は、クリニックによって量的・質的に差が生じています。

地域により病院の後方支援体制は異なる

在宅患者に緊急時のベッドを提供する病院は「在宅療養後方支援病院」と呼ばれます。設置基準としては、以下のような要件があります。

・許可病床200床以上
・在宅医療を提供する医療機関と連携し、24時間連絡を受ける体制を確保

・連携医療機関の求めに応じて入院希望患者の診療が24時間可能な体制を確保（病床の確保を含む）
・連携医療機関との間で、3カ月に1回以上、患者の診療情報の交換を行い、入院希望患者の一覧表を作成

ただし在宅患者の緊急の入院受け入れをしている病院の数は、地域によって異なります。東京都では地域の在宅医からの入院要請に応える病院として「地域医療支援病院」の認定があります。この認定を受けている病院は、二次医療圏（地域医療計画の基本単位）ごとに1～6病院程度です。

私のクリニックのある練馬区で見ると、豊島区、北区、板橋区、練馬区という4区のエリア内に5つの病院があります（2022年3月時点）。都のなかでも病院数・病床数は多いほうになります。

一方、都内でも少ないところは3区で2病院の地域もありますし、多摩地域では8市町に対して病院が1つのところもあります。

[図表11]　診療所のある地域での在宅医療における課題（複数回答）

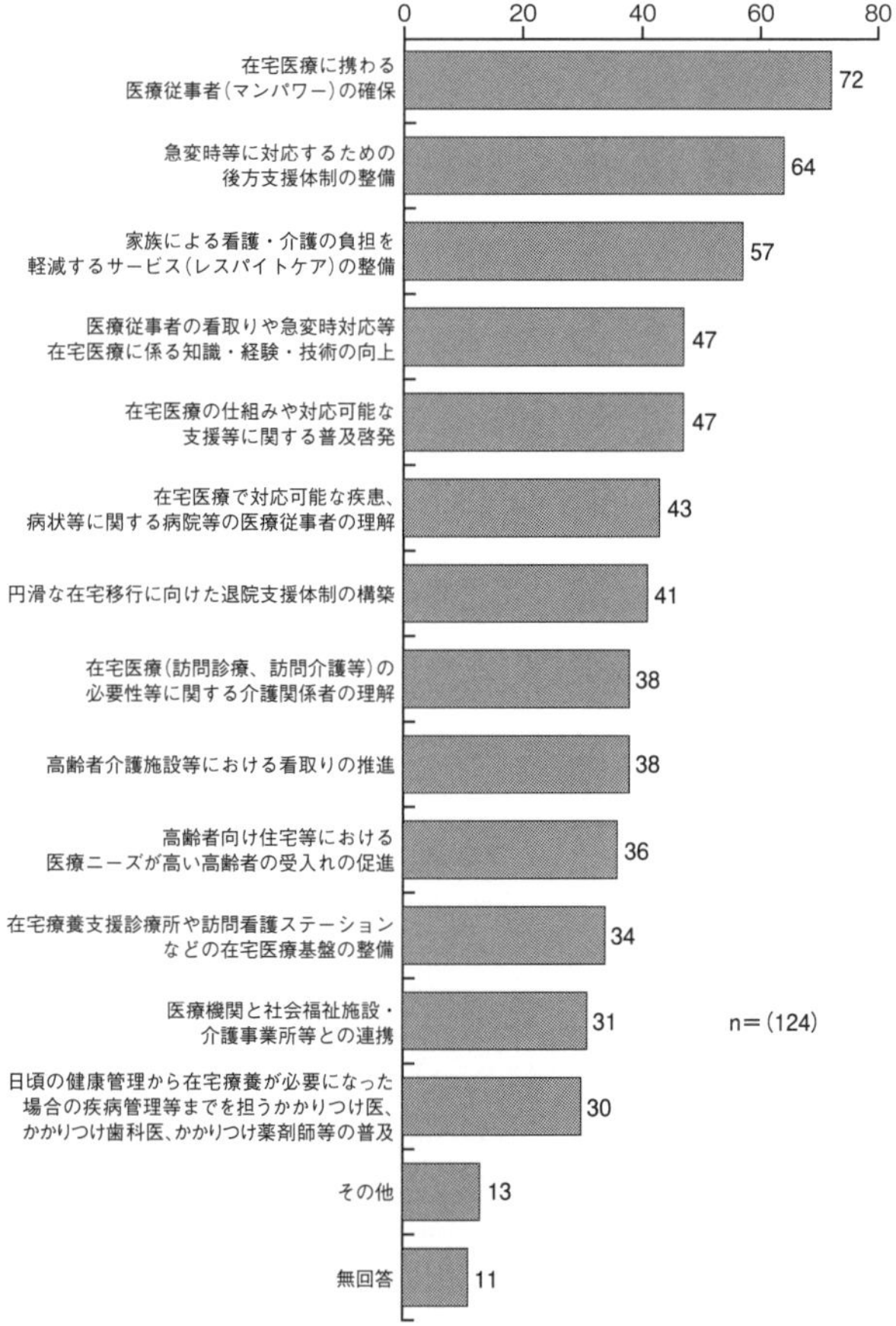

株式会社日本能率協会総合研究所「在宅医療連携モデル構築のための実態調査報告書（2018年3月）」より作成

厚生労働省の委託事業で、2018年に株式会社日本能率協会総合研究所が「在宅医療連携モデル構築のための実態調査」を行っています（図表11）。対象は在宅医療連携の取り組みを先進的に行っている地域の380診療所、5病院（有効回答124）です。

そこで「診療所のある地域での在宅医療における課題」を複数回答で尋ねたところ、最も多かったのが「在宅医療に携わる医療従事者（マンパワー）の確保（72件）」でした。

それに次いで多かったのが、「急変時等に対応するための後方支援体制の整備（64件）」です。この調査の対象となった在宅医療連携の先進的な地域ですら、後方支援体制の整備が十分とはいえないわけですから、その他の地域はさらに困難な状況にあることが想像されます。

病院の後方支援が十分であれば、高度医療が必要な人や急変のリスクが高い患者も在宅医療をできる可能性が高くなりますが、そうでない場合は、「在宅では責任をもてないから、受け入れられない」となってしまいます。

医師同士の連携も、なかなかうまくいかない

病院との連携だけでなく、地域の在宅医同士の連携も決して簡単ではありません。地域の複数の在宅医が連携して夜間・休日に診療することで、小規模クリニックの24時間対応を整備するというのも、現実にはそれもなかなかうまくいきません。

理由は一口に在宅医療クリニックといっても実状はかなり異なっているからです。外来診療と在宅医療の割合もクリニックによってすべて違います。1人の医師が10～20人の在宅患者を診ているところと、医師数人で1000人を診ているところでは、医師の働き方も夜間の出動回数も異なります。

地域全体の24時間対応のために単純に在宅医の数で輪番制にしてしまうと、医師の負担の違いが大きくなり不満が出てしまいます。

在宅医療には統一的なガイドラインはありません。クリニックや個々の在宅医により、診療方針や在宅医療についての姿勢・考え方もそれぞれ違います。

患者や家族から夜間に電話がかかってきたときでも、「とにかく患者宅に行く」という医師もいれば、「日常の管理や患者教育をしっかりしていれば、夜間の電話もすべて訪問する必要はない。状態によっては電話の指示でよい」と考える医師もいます。

そういう在宅医療の文化の違いにより、同じ地域の在宅医のなかでも「あの先生のやり方は納得できない」といった摩擦が起こることもあります。

各クリニックの在宅医はそれぞれ自分のやり方を最良と信じ、日々の診療に心血を注いでいます。地域医療のために貢献したいという思いは同じでも、時に状態が急変することもある高齢者の診療で、医師同士の意見の相違があったとき、どうすり合わせていくかは難しい問題です。

情報化がものすごく遅れている日本の医療界

関係機関との連携では患者の情報共有も重要になります。この情報共有に関しても課題は少なくありません。

日本の医療界は世界に比べてもデジタル化が大きく遅れています。

新しく設立された基幹病院や大学病院クラスは電子カルテや独自の情報共有システムをもっていますが、小規模クリニックでは紙のカルテに記録し、関係機関との情報共有は電話やファックスという、数十年前からほとんど変わらないスタイルが大半を占めています。

さらに国別の電子カルテの普及率を見ると、北欧諸国は100%、ドイツが90%、アメリカが67%と進んでいるのに対し、日本は半数以下の40%にとどまっています。さらに他国に比べ、保険・介護などのデータが各機関で分断されており、医療・介護等のヘルスケアデータの連携が進んでいないと指摘されています(Harvard Business Review 2022.02.25)。

新型コロナの患者数集計でも検査をした医療機関から保健所にファックスで送るという方法が主流であり、先進諸国からまだファックスを使っているのかと驚かれたと聞きます。こうしたデジタル化の遅れにより、医師たちはカルテの記録や情報共有のための書類仕事に膨大な時間を奪われています。

特に在宅医療では医師や看護師が病院に常駐しているわけではありません。患者宅を訪問して移動を繰り返していますから、関係機関との連携でもスタッフ間の情報共有でも、紙の書類の記録や共有のために、毎回クリニックに戻らなければいけないのでは、負担が大きくなるばかりです。

今後より多くの在宅患者を支えるためにも、医療関係者の長時間労働解消のためにも、ＩＣＴ（情報通信技術）を活用した効率的な情報共有の仕組みを、早急に整えていく必要があります。

〈課題④〉　在宅看取りばかりを重視する風潮

わが国の在宅医療が抱える課題の４つ目は、「看取り」の問題です。

在宅医療についての昨今の風潮で私が気になっているのは、在宅医療の目的が「在宅での看取り」、つまり「家で死ぬこと」のようになっている点です。

書店へ行けば、在宅医療に関する書籍も多く並んでいますが、在宅死や平穏死、穏やかな最期など、在宅医療のなかでも終末期や看取りをテーマにしたものが圧倒的に多くなっています。厚生労働省のデータから、全国の在宅医療クリニックの在宅看取り数をランキングし、「看取りの多いクリニック＝良い在宅医」として紹介しているような雑誌もあります。また在宅医療クリニックのホームページ等でも、「家で最期を迎える」ことを強調しているところも少なからずあります。

最期をどこで過ごすのかは、確かに大切な問題です。

日本は1950年代頃までは自宅で亡くなる人が8割以上を占めていました。その後、各地の病院や国民皆保険制度が整備され、1975年頃には病院で亡くなる人が逆転し、以降はずっと病院死が7～8割を占める状態が続いています。

近年、在宅死が注目されるようになった理由の一つに、病院で亡くなることの負の側面が知られるようになったことがあります。

これまで病院では高齢になって命の終わりを迎える人に対しても、延命治療を施すケースが少なくありませんでした。最近は少しずつ高齢者の終末期医療は見直されてきていますが、最期のときまで病院のベッドで治療を受けながら、また場合によっては家族が立ち会えぬままに人生を終えるのは確かにつらいことです。そのような病院での死に対し、在宅死がより自然で穏やかな死に方としてクローズアップされるようになりました。

また国民医療費抑制のために病院が病床削減を進めるなかで、多くの高齢者が亡くなる多死社会を迎えます。そこで国民の「死に場所」を確保するために、国は在宅で看取りを行う医療機関に診療報酬の加算をするなどして、在宅看取りの後押しをしています。ですから今後、在宅看取りをする人が徐々に増えていくのは確実です。

私のクリニックでも高齢者本人と家族が望むときには、在宅で看取りを行えるように支援しています。

しかし私自身は在宅医療に携わる医師として、在宅看取りばかりを重視する傾向には違和感を覚えます。

自宅での看取りは、家族の負担が大きいことも

第一の理由は在宅医療の目的が在宅看取り重視になってしまうと、高齢者本人や家族にとってマイナスになるケースもあることです。

例えば在宅医療=在宅看取りというイメージが強くなると、本来は在宅で療養できる患者でも、「在宅医療は終末期や看取り期の人が選ぶものでうちはまだ当てはまらない」と考え、無理を押して通院・入院治療を続けるようになってしまいます。あるいは自宅で看取りまで行う自信がないから、「在宅医療を導入できない」となる例も考えられます。

本来、在宅医療の対象は終末期・看取り期の人に限りません。自力での通院が困難で、自宅で治療・療養をしたい人が利用できるものです。

また在宅に移行する時点で、看取りの場所や方針を決めている必要もありません。最初から「最期まで自宅で」と決めている人はそれもいいですが、まだ看取りの方針は分からない人や、普段は自宅で療養して体調が悪くなったら病院へ行きたいという人は、その思いを在宅医に伝えれば希望に添った対応をしてもらえます。在宅医療は決して看取りだけを扱うものではないのです。

また自宅での看取りはなんとなく「住み慣れた家での穏やかな死」「家族に囲まれて迎

える温かい最期」というイメージがあるかもしれません。

しかし実際は在宅看取りのすべてが穏やかな最期になるとも限りません。特に見送る側の家族に看取りの覚悟ができるまでには多くの葛藤があり、長い時間がかかることも少なくありません。

これには日本人の死生観も関係しているように思います。日本人にとって人が死ぬことはゼロになることでつらく耐え難い恐怖です。だから死を認められず、受け入れられないとなってしまいます。

これに対しアメリカなどキリスト教の国の人々は、死後は神に召されて天国に行くと考えます。欧米諸国にボランティア活動が根付いているのは必ずしも他人のためではなく、死後に自分が天国に行くためだったりします。家族にしても、親しい人の死はつらい別れではありますが、日本人よりも死を自然な現象として受け入れています。

家族の死を認められないという人にとっては、前もって看取りの場所や方針を決めるというのは、とても難しいものです。

看取り以前に家族と終末期医療の方針を話し合うのですら、困難なことがあります。高齢の親を介護している息子さん、娘さんに延命治療の希望を尋ねても、「そんなこと分からない」「医師に任せます」となることがよくあります。

家で家族の看取りをすることは非常にハードルが高くなっているのです。

在宅看取りを行う診療所は、わずか約5％

在宅医療クリニックが在宅看取りに対応する場合も、やはり相応の体制が必要になります。在宅医療のなかでも看取りに向けての医療・ケアは、2018年にガイドラインが策定されています（「人生の最終段階における医療の決定プロセスに関するガイドライン」）。そこで本人の意向を最大限に尊重しつつ、家族や医療・介護の関係者が十分に話し合いながら、最終段階の方針を決めるACP（アドバンス・ケア・プランニング）が重視されています。

ACPの理念は大切ですが、その段階でも本人の気持ちと家族の意向が異なり、方針が決まるまでに時間を要することがよくあります。

また「家にいたい」という本人の意向を尊重し一度は在宅看取りの方針を決めた場合でも、いよいよ最期が近づいてくると不安やストレスが高まり、本人・家族の気持ちが揺れることが多々あります。高齢者の急変や想定外の事態がいつ起こるか分からない状況で、医療・介護のスタッフが患者・家族に寄り添っていくためには、それなりの人員や、終末期医療・ケアに関する技術が必要になります。

例えば、がんの終末期には麻薬等を使用した疼痛管理が必要になりますが、すべての医療機関で十分な対応ができるわけではありません。医学雑誌「Journal of Pain and Symptom Management」で2012年に発表された研究によると、調査に回答した253診療所のうち、経口麻薬投与やモルヒネ・鎮痛薬の持続皮下注射、中心静脈栄養・CVポート管理といった終末期の緩和ケアを「自信をもって行うことができる」と回答した施設はわずか10~26%です。半数前後の診療所は「対応は困難」としています。在宅で有効な緩和ケアを提供していくためには、医療者の麻薬使用等に関する教育・普及が重要と指摘されています。

さらに看取りが近づくと医師・看護師が患者宅を訪問する回数も、かなり頻繁になります。医師が一人体制のクリニックはもちろん、訪問看護師も含めて限られた人員で対応するのは容易ではありません。

このような現状のため日本で在宅看取りに対応できる病院・診療所は、いまだ全体の約5％程度にとどまっています。

次々に死にゆく患者を診ながら、医療スタッフも疲弊

看取りは見送る家族だけでなく、医師にとっても覚悟が必要です。

医師はそもそも病気の人を治すことに喜びややりがいを感じる人たちです。在宅看取りでは病や加齢によって人生を終える人と、別れを悲しむ家族をずっと見続けることになり、心身を消耗させ在宅医療を諦めてしまう医師もいます。

私のクリニックでも本人やご家族の希望によって在宅看取りを行っています。東京都のなかでは、在宅看取り件数が多いクリニックの一つです。

実は以前、今よりもがん終末期や重症患者の在宅看取りを多く診療していたことがあります。特にがん終末期の人は病院での治療を終え、自宅で亡くなることを想定して在宅医療に入ることが少なくありません。

ただ、がんの場合は病院での治療を終えて在宅で過ごせる期間が1～2カ月と短いことも多く、在宅医と信頼関係を築く間もなく看取りになることもあります。医師や看護師は次々に緊張を強いられる終末期の対応が続くことになるため、退職が相次いでしまったことがあります。

医師も看護師も高度に訓練された専門職ではありますが、皆が皆、腹をくって人の死に向き合える人ばかりではありません。若い医師・看護師や経験の少ない人であればなおさらです。

看取りは結果。それまでに、家でどれだけ幸せな時間を過ごすか

私自身は地域医療を支える在宅医として、患者・家族から希望があれば在宅看取りにも対応をしていく必要があると思っています。

在宅で療養生活を送ってきて、最期の瞬間まで住み慣れた家で過ごせたとすれば、とても幸せなことです。しかしそれは結果に過ぎません。最終段階になって自宅で対応できず病院に運ばれて亡くなったからといって、必ずしもその人が不幸というわけではないはずです。

その意味でも最初から在宅看取り＝「家で死ぬこと」だけを目的にした在宅医療は、何か違うと考えるようになりました。

死に場所がどこかということよりもむしろ大事なのは生きている間にどれだけ充実した時間を過ごせたか、どれだけ前向きな時間をもつことができたかではないかと思うのです。

そこで「病気や衰えがあっても自宅でできる限り幸せな時間をもてるように支援する。そのために自分たちができる医療サービスを充実させよう」という方針を立て、医師や看護師にも伝えるようにしたところ、意欲をもって継続的に在宅医療に取り組めるスタッフが増えていきました。

少し余談になりますが、最近は在宅医療クリニックで、グリーフケアを行っているところがあります。グリーフケアとは看取り後の遺族を訪問し、故人についての思い出話をするなどして、深い悲しみや喪失感からの回復に寄り添うものです。

しかし、患者が生きている間に医師が全力でサポートしていれば、その人の死後も家族の悲嘆や後悔は多少なりとも軽減されるものと私は考えています。

どんな人も死を避けることはできません。そのときがくれば一人で旅立たなければなりません。医療・介護スタッフや家族にできることは、そのときまでの支援であり、生きているうちにどれだけやってあげたか、が重要です。

新しい検査機器や情報通信技術の普及により、在宅で行える治療・支援も以前よりも格段に進化しています。看取りのため、家で死ぬための在宅医療が不要というわけではありませんが、それだけでなく「家でより良く生きるための在宅医療」がもっと広まってほしいと願っています。

コラム　災害時・非常時に強みを発揮する「在宅医療」

新型コロナウイルスの感染拡大という未曽有の経験により、明確になったことがあります。それは災害や非常事態が起きたときには、大病院ほど機能を失いやすいということです。

新型コロナへの対応では当初、感染者は原則入院または宿泊療養施設という方針がとられていましたが、2021年8月の第5波で、国が「入院は重症患者や重症化リスクの高い人に重点化され、それ以外は自宅療養を基本とする」という方針に転換しました。この自宅療養者の支援で大きな役割を果たすようになったのが、在宅医療です。

練馬区でも多くの在宅医療クリニックが、発熱患者や濃厚接触者の検査（PCR検査、抗体検査）、解熱剤など内服薬の処方、健康観察の連絡、ワクチン接種などを担いました。

第5波や2022年1月以降の第6波では、感染者が急増して病床が大きく不足し、入院が必要な患者でも自宅療養を余儀なくされるケースが増えましたが、在宅医療によって酸素療法、点滴、解熱剤投与といった治療を行い、地域医療を支えています。
これは在宅における診療技術が進化していたからできたことでもあり、在宅医療の黎明期の20年前であれば、このような対応は実現しなかったはずです。

また感染症だけでなく、ここ数年は国内外で大規模な地震や火山の噴火などが相次いでいます。南海トラフ地震や首都直下地震などは、今後30年以内に70%の確率で起こると予想されています。

こうした地震などの自然災害においても、患者のいるところに出向いて診療をする在宅医療は威力を発揮します。在宅医療であれば移動の足もあり、ポータブルの検査機器や医療機器、医療資材もそろっていることから、大病院よりもすぐに対応を行うことができます。

練馬区は都内でも地盤が丈夫な地域であり、陸上自衛隊の駐屯地などもあります。首都圏で大規模地震が発生した際には、広域からこの地域へ多くの住民が避難してくる可能性があるため、私も常にその意識をもつようにしています。

大規模災害時、都道府県が要請したときには訓練を受けた災害派遣医療チーム（DMAT）が出動しますが、DMATの活動は災害発生からおおむね48時間以内に限られます。傷病者のその後の対応や、持病がある高齢者の診療等を引き継いでいくのは、やはり地域の診療所や在宅医療クリニックになります。

このように大規模災害への備えという点においても、各地域で在宅医療を充実させていくことが重要になっています。

［第3章］

外来と変わらない
高度な医療の提供へ
「生きる」ための
在宅医療に必要なこと

「家で生きるための在宅医療」を実現するには

私が自分の目指す医療をはっきりと自覚したのは、大学を卒業して医師としての研修が始まった頃です。

当時私は大学病院に整形外科医として勤務しておりましたが、そこで関節リウマチによって車椅子生活だった高齢女性の人工関節置換手術が行われました。

手術の1週間後、膝の状態を確認するために立つように促すと、女性はおそるおそる立ち上がりました。そして車椅子の前に棒立ちになり、ハラハラと涙を流しています。「自分で立つのは、何年ぶりか……」と自分の足で立てる喜びが涙となり溢れていたのです。

この手術で関節リウマチという病気が治ったわけではありませんが、ただ自分で立てるというだけでうれしくて涙が止まらない。そのような姿を見られたとき、「医者っていいな」と心から思いました。

同時に一つの診療科で専門性を極めるよりも、広い守備範囲で一人ひとりの患者の幸せを考えられる医師になりたい、と考えるようになりました。これが私が医師という職業を全うしようと思うようになった原点です。

その後、知人の紹介で神奈川県の在宅医療クリニックを手伝うようになり、紆余曲折を経て2011年より練馬区でクリニックを経営する立場になり、現在に至ります。

しかし実際に在宅医療の現場に身をおくようになって、最初は楽しく感じましたが次第に在宅医療のさまざまな課題にも直面するようになりました。

当初は目指すべき在宅医療が分からず思い悩んでいたものです。在宅医療の講演会があれば行き、いろいろなクリニックを見学させてもらい、何人もの在宅医に話を聞きました。しかしそれぞれ全員が違うことを言うので、聞けば聞くほど分からなくなります。在宅医療に全体的なガイドラインはなく、医療方針も施設や医師によりまちまちだからです。

在宅医療に唯一絶対のゴールはない。そのことに気づいたのが在宅医療に関わってから10年くらい経過した頃です。そして決まったゴールがないからこそ、自分の理想とする医療を行うことができる、ということにも気づきました。

以来、「病気があっても高齢でも、家で幸せに過ごせる在宅医療」をモットーとし、それを安定的に継続維持するにはどうすればいいかを模索してきました。

そして行きついたのが、現在私のクリニックで行っている大規模化・高度医療化した新しい在宅医療のスタイルです。

医療の質が向上し、医師も働きやすい持続可能なスタイル

現在、私のクリニックには医師が約30人、看護師は約20人が勤務しています。コーディネーターと呼ばれる診療補助スタッフやドライバー、医療事務などのスタッフを合わせると、総勢約120人となります。この人員で、東京都練馬区を中心に板橋区や埼玉県など近郊エリアまでの、約650人の在宅患者を診療しています。個人が経営するクリニックとしては、かなり大規模な部類に入ります。

また対象の診療科も多岐にわたっています。在宅医療クリニックに多い一般的な内科や外科があるだけでなく、呼吸器内科、循環器内科、腎臓内科、血液内科、神経内科、消化器外科、心臓血管外科などに細分化しており、さらに整形外科、眼科、耳鼻咽喉科、皮膚科、小児科、精神科などの専門医も在籍しています。いわば多くの診療科の専門医が患者

を診るという、総合病院の機能をそのまま在宅に移したようなかたちです。

このような経営スタイルにしたことで、クリニックの医療サービスは格段に向上しました。大規模化により、何より多くの在宅患者に対応ができるようになりました。在支診の基準である24時間の訪問はもちろん、患者や家族の希望に応じ、幅広い診療科の質の高い医療を行えるようになっています。

また複数の医師がチームで診療することで、医師にとっても無理のない働き方につながっています。これまでの在宅医療のように、地域のかかりつけ医一人にずっと診てほしい患者にとっては希望に添わない部分も生じるかもしれませんが、チームの医師たちは患者情報をしっかり共有して診療に当たります。在宅医療をしている人にとって実質的な不利益はないと考えています。

この経営スタイルは、現在のわが国における在宅医療の課題に対する私なりの解決策でもあります。

〈解決策①〉　在宅医療クリニックの大規模化で、24時間完全対応

在宅医療の1つ目の課題に挙げたのが、在宅医療を担う医師の不足です。

特にネックなのが24時間対応ですが、24時間の訪問診療に対応するには、複数の医師で時間を分けて分担するしか方法はありません。診療方針の異なる地域の在宅医療クリニックが連携するのも困難が多いことから、私は自分で医師を雇用し医師数を増やしてクリニックを大規模化する方向へと転換することにしました。患者の獲得とともに少しずつ医師数を増やすようにして、現在のような医師約30人の体制を築いてきています。

それにより、定期訪問診療の訪問回数は1カ月あたり1200回余りに上っています（図表12）。他の診療所1施設あたりの平均訪問回数は67・2回（日本医師会総合政策研究機構「第2回診療所の在宅医療機能調査」2017年）ですから、平均値の約18倍に当たります。

要となる24時間対応では、夜間・休日だけを担当する在宅医を複数確保することで、夜間・休日に往診の依頼があってもスムーズに対応できるようになっています。

［図表12］　ねりま西クリニック2021年診療集計

	定期訪問	往診	緊急往診	夜間往診	深夜往診	休日往診
1月	1189	96	2	26	0	26
2月	1198	110	2	30	10	18
3月	1214	138	5	31	6	11
4月	1212	100	2	31	7	18
5月	1227	110	3	10	10	23
6月	1233	114	3	20	10	5
7月	1239	140	0	23	9	18
8月	1243	132	1	11	7	17
9月	1239	117	0	13	7	10
10月	1268	114	1	16	5	9
11月	1259	102	0	18	11	41
12月	1271	116	1	19	15	15
合計	14792	1389	20	248	97	211

夜間（20～22時、6～8時）と深夜（22～6時）の私たちの往診数は、月あたり合計約20～40件です。さらに休日（日曜・祝日）の往診も約10～40件に上り、患者や家族の要請に十分に応えられる体制になっています。

小規模の在宅医療クリニックにとって、複数の医師を雇用するのは確かにリスクではあります。大規模化の当初にはリスクとなり得る大きな投資が必要になりますが、医師が増えれば、それだけ対応できる患者数も増えるため、次第に経営も回っていくようになります。特に一定の地域内に多くの高齢者が居住している都市部では、このようなスタイルは有効な方法だと思われます。

常勤医師は夜勤なしで女性医師も活躍

在宅医療クリニックの大規模化は在宅医にとっても多くのメリットがあります。メリットの第一はそれぞれの医師が個人の希望や診療スキルに合わせて、在宅医療を行えることです。

私たちの場合、勤務する医師には常勤と非常勤の2つの働き方があります。常勤の在宅医は週4~5日フルタイムで勤務します。1人あたり60~80人の患者を担当します。最大100人くらいまで診療は可能ですが、緊急の往診などに備えるためにあえて無理のない範囲にしています。

常勤といっても、夜間・休日の往診はありません。先ほども触れたように、夜間・休日を専門とする在宅医を確保しているからです。

夜間・休日のオンコールがないことで家庭をもつ医師なども勤務しやすくなり、現在は常勤医4人のうち、2人は女性医師です(2022年4月時点)。

在宅患者には高齢女性が多いですが、小規模クリニックの常勤在宅医は、男性がほとんどを占めています。男性医師の場合、男性患者とは現役時代の仕事の話などで盛り上がりやすいですが、高齢の女性患者とは会話が続かないようなこともあります。対して女性医師は、高齢の女性患者ともスムーズにコミュニケーションを取れます。また患者の生活のなかに入っていき、患者と家族の生活を支援するという点でも、在宅医療は女性医師に非常に向いていると感じます。

無理のない勤務体制を整えることは、女性医師を含め在宅医療に携わる医師を増やす手段になります。

非常勤は勤務医でも負担なく働ける体制に

一方、非常勤の在宅医は二十数人が勤務しています。非常勤の医師はほとんどが週1回の勤務、または夜間・休日の担当医師となっています。

非常勤の在宅医は30代の若い医師が中心です。大半の医師はほかの病院の勤務医として働きながら、週1回または夜間・休日に私のクリニックで在宅医療を行っています。

若い勤務医は病院での専門科ごとの診療スタイルに慣れています。専門分野については豊富な知識・技術がありますが、在宅患者の全身を総合的に診る在宅医療では、戸惑うことも少なくありません。そこで非常勤医の場合は担当する業務や診療の範囲をある程度決めてしまい、チームで診療する体制をつくればいいと思い至りました。

私は学生時代の部活動でバレーボールをしていたことがあります。バレーボールのチームには、サイドから攻撃するスパイカー、センターで攻守の要となるミドルブロッカー、トスを上げるセッター、守備の専門家リベロといったポジションがあります。選手はそれぞれの役割に応じて力を発揮することで、全体としてチームが機能するようになっています。

それと同じで若い在宅医は自分のポジション（専門分野）を中心に、チームの一員として他の医師と連携して診療できるようにしたところ、多くの非常勤医師を採用できるようになりました。

現在、非常勤の在宅医は平均10人の患者を担当し、主治医として定期訪問診療をしたり、夜間・休日の診療を担ったりしています。このようなかたちで働くことで、若い医師も在宅医療の臨床経験を重ねていけますし、在宅ならではの診療技術も向上させることができます。

幸い在宅医療を学びたいという若い医師は増加傾向にあります。都内の在宅療養支援診療所や、在宅医療の後方支援病院になっている有名病院は、特に募集をかけなくても在宅医療を学ぶために働かせてほしいという若い医師が多数応募してくるそうです。

今後は各地の在宅医療クリニックでも、若い在宅医を育成する仕組みをつくっていけることが理想です。

〈解決策②〉 専門医×最新医療機器で、「高度医療化」

在宅医療の2つ目の課題に挙げたのが、クリニックごとに診療内容や医療の質に差があることです。

現在は在宅医療クリニックによって対応できる診療内容に差があります。在宅医療に携わる医師数や専門の診療科、近隣の病院との提携関係、在宅医の方針などが、それぞれ異なるためです。

結果、看取りまで家にいられることだけに価値をおき、積極的な治療を行わない方針を取っている医療機関もあります。また患者側も、「家に帰ってきたら十分な治療を受けられなくても仕方がない」という、諦めが先に立ってしまいがちです。

それに対して私たちが目指すのは「家で幸せに生きるための在宅医療」です。

在宅であっても患者の苦痛・不快さを緩和するために必要なとき、あるいは患者・家族が治療を希望するときには、それに応えられる質の高い医療を提供したいと考えています。

そのために取り組んできたのが、幅広い診療科の専門医をそろえることと、そして在宅で使用できる最新の医療設備・機器の導入です。

高額の医療機器も、積極的に設備投資

まず医療機器でいえば、一般的な在宅医療クリニックでは導入例が少ないものに、最新のポータブル・デジタルX線検査装置（DR：デジタル・ラジオグラフィ）があります。

現在のX線装置の主流は、CR（コンピューテッド・ラジオグラフィ）というタイプです。これは病院やクリニックでは一般的に使用されています。

CRを在宅で使用するとなると、患者宅にX線の発生装置とカセットと呼ばれるフィルムのようなものを撮影枚数分持参して撮影します。発生装置と周辺機器だけでも20kg以上あり、カセットは500g程度ですが、数枚撮る必要があるとなると結構な重量になり

［図表13］　ポータブルX線装置など

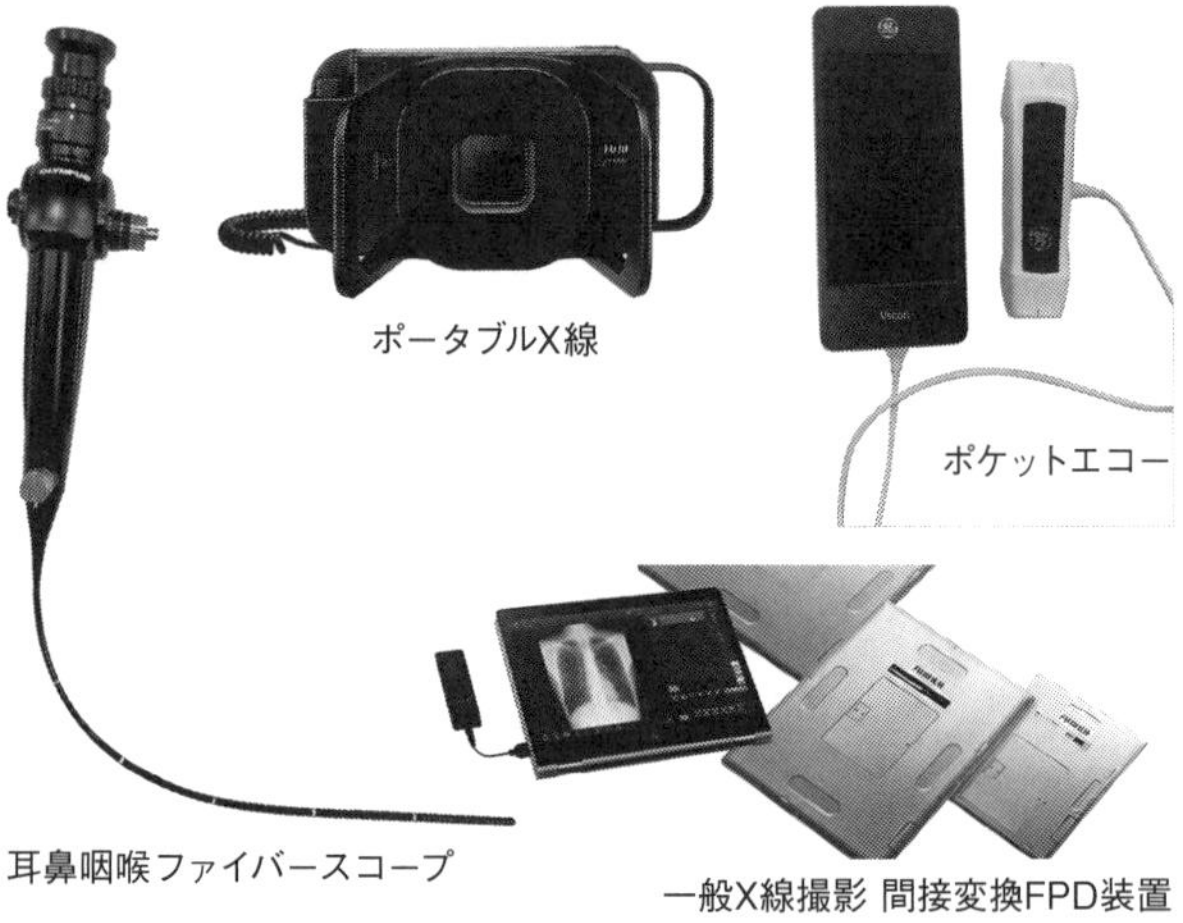

ます。撮影後はカセットをクリニックへ持ち帰り、画像読み取り機でデータを画像へと変換します。それをモニターに転送して、ようやく検査画像が確認できます。そのため検査結果を治療などに反映できるのに、多くの時間と手間がかかってしまうのです。

　画像の質は高いのですが、在宅医療での使い勝手の面では課題が残ります。

　一方最新のＤＲは、フィルムではなく画像認識素子を用います。それによって高速撮影が可能になり、放射線量も大幅に低減し、安全性が高い検査になっています。

さらに検査をしているその場で、手元のノートPCで検査画像を瞬時に確認することができます。高齢者が転倒し、骨折がないかどうかを調べるような場合も、患者宅で迅速に検査ができるため、たいへん便利になりました。

このDRは約1000万円と高額ですが、在宅医療の質の向上のため、思い切って購入しました。こうした高額の医療機器は、小規模の在宅医療クリニックでは導入が難しいケースが多いと思います。クリニックを大規模化し使用回数を増やさなければ、費用対効果に見合った設備投資にはならないからです。

また私たちのように在宅医療でDRを多用している医療機関は少ないようで、実際の診療経験を踏まえメーカーと話をすることもあります。

現在のポータブルDRは胸部レントゲン撮影を想定して設計されているようです。例えば骨盤など体の奥の大きい骨を鮮明に撮影するには、ある程度の放射線量が必要です。DRは放射線量が少なく、必要最低限の線量で撮影できる非常に優れた装置ですが、腰椎や骨盤など多くの放射線量を必要とする撮影部位によってはやや画像が不鮮明になる場合があります。そうした使用の感想を伝えながら、さらに検査機器の性能が進化していくことを期待しています。

このほかポータブルの超音波検査機や、嚥下機能評価用に用いる耳鼻科用ファイバー、眼科用の眼圧計や倒像鏡などを取りそろえており、在宅酸素療法、人工呼吸器管理、経管栄養などに必要な各種機器はメーカーと連携して用意できるようにしてあります。

このような在宅用の充実した医療設備・機器があることで、在宅であっても、外来のレベルに近い医療を提供することができるようになっています。

主治医を決め、必要に応じて専門医と連携

また在宅医療の質の向上のためには、幅広い診療科の専門医と連携して診療を進めることも重要です。私のクリニックでは、総合病院なみの診療科の医師が在籍し、協働的に診療しています。

ただし個々の患者の疾患に合わせて、必ずしもその分野の専門医が主治医になるわけで

はありません。在宅医療では診療場所である患者宅が、いろいろな場所に点在しています。慢性肺疾患を患っている患者には呼吸器内科の専門医を、とやっていると、肺疾患の患者宅の場所が大きく離れていた場合、訪問のための移動時間ばかりが長くなり、非効率になります。

また高齢者は病気が一つだけという人は少数です。心臓も良くないし皮膚炎もある、膝も痛いなど、いくつもの疾患や不調を抱えているため、一つの診療科だけですべてに対応できるわけでもありません。

そこで専門別というよりも一定の時間内で訪問できるエリアごとに主治医を一人決め、必要に応じて他の専門医がアドバイスをしたり、追加の訪問診療を行ったりしてカバーする形式を取っています。

例えば糖尿病を長く患っている患者で血糖値の管理をしながら、合併症の予防のために眼科の診療もしたいという場合、内科医の主治医が月に2回の定期訪問診療を行い、数カ月に1回程度、眼科医が訪問して合併症の有無を確認する、といったかたちになります。

専門医が直接患者宅を訪問しない場合も、担当患者の診療に疑問や不安があるときには、同じクリニックに勤務する医師同士で互いに声をかけ合い、密に情報交換をしています。

高齢者のQOLに関わる「眼科」

私たちのクリニックでは眼科の専門医が勤務し、在宅医療に当たっています。

高齢者は目や耳などの感覚器も衰えが進んでいます。目のかすみや目の渇き、かゆみ、見えづらさなどを自覚する人も多くなりますが、通常の在宅医療クリニックでは眼科診療まではカバーできないことがほとんどです。

見えづらさを放置していると、足元が見えずにつまずいて転倒・骨折するリスクも高まります。視力の低下が老年期のうつ病や認知機能の低下の原因となることもあります。高齢者が自宅で療養するにあたり生活に必要な視力を維持できることは、思った以上に重要なことです。

また「年を取ったら目が悪くなるのは当たり前」と思って特に相談や受診をしないまま、白内障や緑内障、加齢黄斑変性といった目の病気が進んでしまうことがあります。

［図表14］　**眼科検査機器**

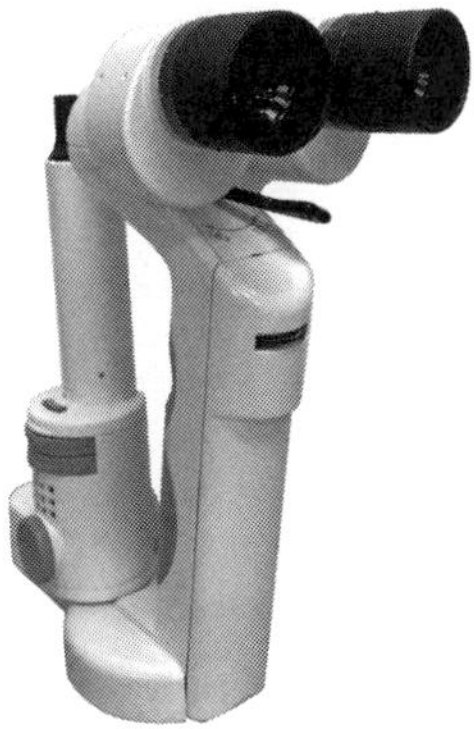

眼科用ポータブルスリットランプ

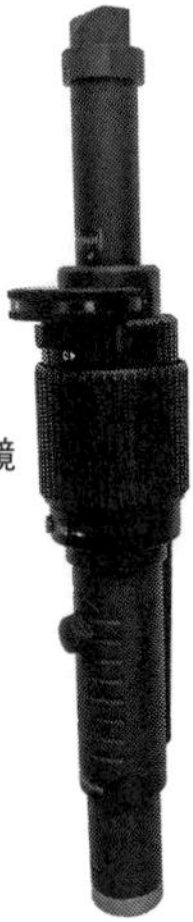

眼底検査用倒像鏡

これらはよくある病気ですが、症状が進むと失明に至ることがあります。特に緑内障は、日本人の失明原因第1位の疾患です。

さらに高齢者には糖尿病を抱える人も少なくありません。糖尿病の合併症として知られているのが糖尿病網膜症です。症状が進むと網膜剥離や網膜の血管からの出血が起こり失明することもあります。こうした眼科の疾患はなるべく早期に発見し適切に予防をしていく必要があります。

私たちはポータブルの視力検査装置、緑内障のリスク等をみる眼圧計、白内障や結膜炎の検査のために前眼部を確認するポータブルスリットランプ、眼底を確認する倒像鏡と20Dレンズなど、患者宅で充実した眼科の検査・診療をするために必要なものを取りそろえています。

これは高齢者の自宅でのQOLを重視するという診療方針を反映したもので、都内の在宅医療クリニックでこうした眼科用の機器を所有しているのはおそらく数カ所だけではないかと思います。

嚥下の機能も評価する「耳鼻咽喉科」

次に耳鼻咽喉科の専門医による診療についてです。

耳鼻咽喉科の疾患にも、高齢者の心身の健康維持に大きく関わるものが多数あります。最も多いのが老人性難聴です。75歳以上では7割、80歳以上で8割前後の人が該当するといわれています(「日本老年医学会雑誌」2014年)。

難聴がひどくなると人との会話も聞き取りづらくなり、社会的な交流が減少するなどして認知症の発症リスクが高まります。「年だから仕方ない」と放置せず、補聴器を使用するなどして適切な支援を行う必要があります。

また高齢になると味覚障害や嗅覚障害も多くなります。味覚障害・嗅覚障害があると食事の味・においが分からなくなり、食事量が減ることで低栄養によるフレイル、転倒や骨折のリスクになります。味覚障害には、口腔咽頭乾燥症（ドライマウス）、シェーグレン症候群といったほかの病気が隠れていることもあり、しっかりとした診断・治療が大切になります。

もう一つ、耳鼻科の領域で大事なのが嚥下機能の問題です。

高齢になると食べ物を噛んで飲み込む嚥下機能が低下します。口の中のものをなかなか飲み込めない、食事でむせることが増える、食後に痰がからむ、などの症状があるときは摂食・嚥下障害の可能性があります。

摂食・嚥下障害があると食事・水分の摂取量が減り、脱水や低栄養に陥りやすくなります。さらに口の中の細菌が肺に入り込み、炎症を起こす誤嚥性肺炎の原因にもなります。誤嚥性肺炎は、高齢者の命に関わる疾患の一つでもあります。

２０１４年に公表された全国国民健康保険診療施設協議会の調査によると、要介護高齢者の18％に摂食・嚥下障害があり、そのうち40％が在宅の高齢者だということです。在宅医療を受けている高齢者の命を守るためには、嚥下機能の変化を見過ごさず適切な支援を行っていくことが大切です。

現在、一般的な在宅医療では訪問歯科医が歯や歯周病と併せて嚥下機能を診ているケースがほとんどです。

耳鼻科医の在宅医療への参入が少なく、訪問歯科医に頼らないといけないという現実はありますが、嚥下機能の診断・治療はのどを専門とする耳鼻咽喉科の専門医が行うとより良い評価、治療ができるのではないかと考えています。

自宅でできる腹膜透析を扱う「腎臓内科」

腎臓内科の専門医が在宅医療に関わっているケースも、他施設では少ないのではないかと思います。

高齢者は慢性腎臓病（ＣＫＤ）を抱える人が多くなります。動脈硬化による高血圧性腎硬化症や腎動脈狭窄症、糖尿病の合併症としての糖尿病性腎症などを発症する人が増える

［図表15］　腹膜透析の模式図

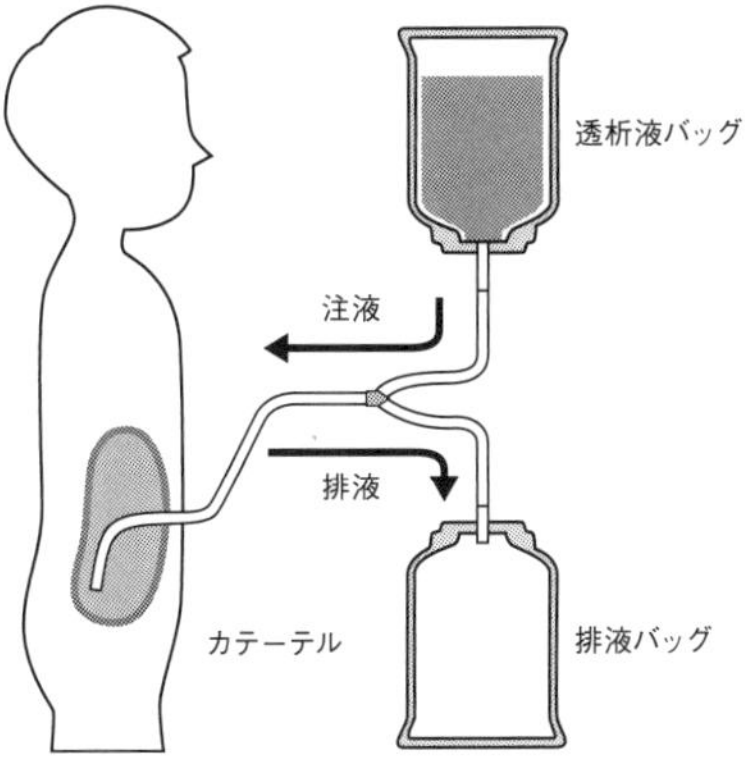

ためです。慢性腎臓病の有病率は、70代で30％前後、80代で45％前後に上ります（「日本老年医学会雑誌」２０１４年）。

慢性腎臓病になると継続的な服薬治療が必要になるほか、血圧や血糖値のコントロール、食事中の塩分やたんぱく質摂取の制限など、細かな生活管理が必要になります。こうした腎臓疾患の治療・生活指導を行い、腎臓機能の維持を支援するのが腎臓内科医の役割です。

慢性腎臓病が進行すると腎臓の代わりに体内の老廃物などを取り除く人工透析が必要になります。

日本での人工透析は、「血液透析（ＨＤ）」が圧倒的に多くなっています。血液透析の場合、病院や専門クリニックへ週3回ほど通院し、1回あたり4～5時間かけて透析を行うことになり、患者や通院に付き添う家族の負担は非常に大きくなります。

この血液透析に対して、近年注目されるようになっているのが、「腹膜透析（PD）」です。これは腹腔内に透析液を入れ、腹膜を使って老廃物などの除去を行う方法です。血液透析に比べて心血管系への負担が少なく、残存する腎機能の維持もしやすいというメリットがあります。また自宅で透析を行うことができ、専用機器を使うタイプであれば寝ている間に透析を終えられ、通院の負担も大幅に減少します。

現在、腹膜透析が世界で最も普及しているのは香港です。日本では、順天堂大学などいくつかの大学病院が腹膜透析を増やす方向にシフトし始めています。高齢患者がさらに増加する今後は、わが国でも腹膜透析が普及していくことが予想されます。

私たちのクリニックでも、腎臓内科の専門医が中心となり、この腹膜透析を導入できるように準備を進めています。血液透析のような通院や透析のための長時間の拘束がなくなり、利用者や家族にも喜ばれることと思います。

関節リウマチの治療に対応する「整形外科」

高齢者には整形外科領域の疾患も多いものです。整形外科が扱うのは骨や関節、筋肉といった運動器の障害です。

骨に関しては高齢になれば骨がもろくなる骨粗鬆症をもつ人が多くなります。骨粗鬆症によって上腕骨や大腿骨の骨折、脊椎圧迫骨折などがよく起こります。こうした骨折をきっかけに要介護になり寝たきりになったり、認知症が進んでしまったりする例は少なくありません。

在宅医療の場合、骨折で手術治療が必要なときは提携している病院での対応になります。私たちのクリニックではデジタルX線検査装置を用いて、在宅でも迅速な検査・診断へとつなげています。

また高齢者は変形性膝関節症、変形性股関節症などにより、関節の痛みを訴えることも多いものです。関節に痛みがあると体を動かしづらくなり、歩行や排泄といった生活自立度も低下してしまいます。

加齢が原因で膝などの関節の軟骨が減っている場合は、ヒアルロン酸の注射である程度、緩和できるケースも少なくありません。こうした処置は整形外科の専門医であれば在宅でも対応できます。それでも痛みが強く残るときは、詳しい検査や治療を行います。

私自身は整形外科を専門としており、認定リウマチ医の資格を持っています。整形外科の疾患で、一般的な在宅医療クリニックでは対応が難しいものに、関節リウマチがあります。

関節リウマチは、全身の関節に強い炎症が起こり、やがて破壊されていく自己免疫疾患です。国内の患者数は70万人ともいわれます。性別としては女性に多く、40〜50代に発症のピークがありますが、若い世代での発症や高齢になって初めて発症する例もあります。関節リウマチが進行すると膝関節が壊れ、車椅子生活になる人もいます。

関節リウマチの治療はこの20年で劇的に変わり、生物学的製剤という新しいタイプの薬が開発され、格段に治療効果が上がるようになりました。ただしリスクも高く、高齢者には使いづらいため慎重な判断が求められます。

関節リウマチは薬自体も特殊ですし、それを患者の状態に合わせて使いこなすにはやはり専門医の知識や医療技術が必要になります。

高齢者に多い認知症、うつ病を診る「精神科」

精神科の専門医の存在も、高齢者医療では不可欠です。

在宅医療を受けている高齢者に多い精神科疾患といえば、認知症です。認知症は75歳を過ぎる頃から有病率が上昇し、80代では3人に1人、90代では2人に1人以上が発症するとされています。95歳以上では8割前後の人に認知症が生じています。性別でいえば男性より女性に多い傾向があります（「都市部における認知症有病率と認知症の生活機能障害への対応」2011〜2012年度より推計）。

年を取れば誰でも記憶力の低下やもの忘れなどが出てきますが、認知症は持続的に脳の機能が低下していき日常生活に支障が生じるようになるのが特徴です。

中核症状は、記憶障害（体験すべてを忘れる、もの忘れの自覚がない）、見当識障害（時間や場所が分からない）、理解・判断力の障害（人の話が分からない、混乱する）、実行機能障害（買い物、家事などができなくなる）、言語障害（失語）などです。それに伴って抑うつ状態や妄想など、行動・心理症状が目立つようになることも多くなります。また認知症のように見えても、うつ病や統合失調症といった別の精神障害を発症しているケースもあります。認知症と精神疾患を合併している高齢者も珍しくありません。

認知症や精神疾患をもつ高齢者に対しては、認知症薬、気分安定薬、抗精神痛薬、抗うつ薬、抗けいれん薬といった薬物療法を行うのが一般的です。

ただし臓器の機能が低下している高齢者は薬物に敏感に反応しやすく、副作用も起こりやすい傾向があります。薬の使用法を誤るとかえって症状が悪化したり、生活自立度が下がってしまったりすることがあります。治療の進め方や薬の調整、本人や家族の生活支援などについては精神科専門医の知見が不可欠です。

私たちのクリニックにも、認知症などの精神疾患をもつ高齢患者は少なくありませんが、主治医が精神科専門医と日常的に相談をしながら、診療を進めています。

がんの緩和ケアのスペシャリスト「緩和ケア科」

在宅医療を選ぶ人にはがんの患者も少なくありません。がん患者の在宅医療をするときに不可欠なのが、治療中の心身の痛みを和らげる緩和ケアの技術です。

緩和ケアには、麻薬等を用いた疼痛管理についての専門的な知識が必要です。さらに呼吸苦、倦怠感、食欲不振、せん妄といった諸症状への対応や、経管栄養、中心静脈栄養・CVポート管理といったさまざまな知識・経験が求められます。

私のクリニックでは医師の多くが緩和ケアの研修を受け、在宅での対応ができる十分な体制を整えており、2016年に創設された「在宅緩和ケア充実診療所」の届け出を行っています。施設基準は次のようになっています（平成28年診療報酬改定より）。

①機能強化型の在支診・病の届け出を行っていること。
②過去1年間の緊急往診の実績が15件以上、かつ看取り実績が20件以上あること。
③緩和ケア病棟または在宅での1年間の看取り実績が10件以上の医療機関において、3

カ月以上の勤務歴がある常勤の医師がいること。
④末期の悪性腫瘍等の患者であって、鎮痛剤の経口投与では疼痛が改善しないものに、患者が自ら注射によりオピオイド系鎮痛薬の注入を行う鎮痛療法を実施した実績を過去1年間に2件以上有すること。
⑤「がん診療に携わる医師に対する緩和ケア研修会の開催指針に準拠した緩和ケア研修会」または「緩和ケアの基本教育のための都道府県指導者研修会等」を修了している常勤の医師がいること。
⑥院内等において、過去1年間の看取り実績および十分な緩和ケアが受けられる旨の掲示をするなど、患者に対して必要な情報提供がなされていること。

私たちはクリニック内だけでなく訪問看護・介護事業者とも連携し、患者・家族からの希望に応じ、在宅での緩和ケアから看取りまで、安心して進められるように支援しています。

高い専門性が求められる「小児科」

私たちは数としては少数ですが、小児在宅医療も行っています。子どもの在宅医療では人工呼吸器などの高度な医学的管理を必要とするケースが多く、生活面でも全面的な介護を要します。体が小さく臓器の機能も未熟な子どもの診療には高い専門性が求められ、在宅医療クリニックで対応できるところはかなり限られます。

私たちの場合は非常勤の小児科医が在籍しているほか、沖縄分院では、脳外科医が専門医として脳腫瘍の子どもの診療を担当しています。

このように幅広い診療科の専門医が連携することで、さまざまな状態の在宅患者に対し、より充実した医療サービスの提供が可能になっています。

〈解決策③〉　柔軟な対応を叶える医療ネットワークの築き方

現在の在宅医療の3つ目の課題に挙げたのが、近隣病院の医師同士の連携の難しさ、デ

［図表16］　電子カルテ画面・イメージ

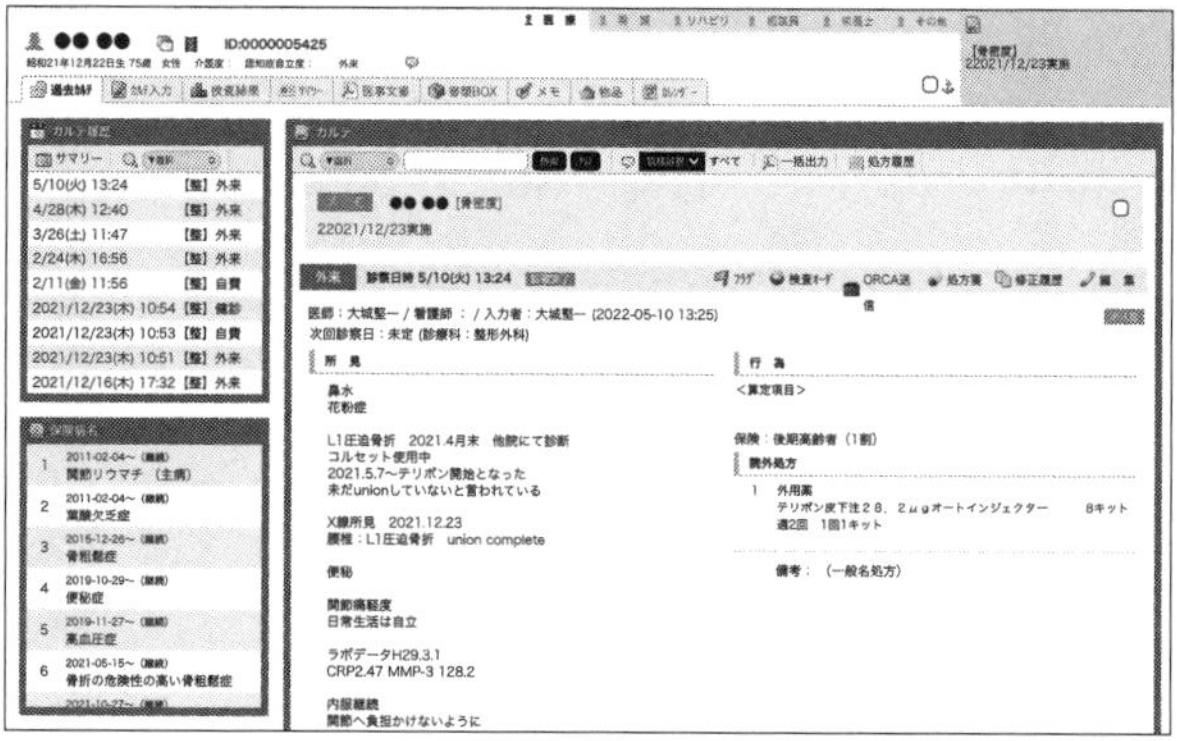

ジタル化の遅れなどです。

これに対し私たちはＩＣＴを積極的に活用し、業務の効率化と関係者間の緊密な連携を進めています。

まず医療のデジタル化の基礎データとして、クラウド型の電子カルテを導入しています。

在宅医療では医師や看護師は常に患者宅を回っており、クリニックに滞在している時間は限られます。クラウド型の電子カルテであれば、外からでもスマートフォンやタブレットでカルテを確認することができます。私たちのように複数の医師や看護師が連携して診療する場合も、複数人でカルテ画面を共有できます。

電子カルテの場合、診療情報の入力も、訪問帰りの車の中などで素早く済ませることができます。電子カルテには文字入力を支援するさまざまな機能がありますし、私自身は音声入力でカルテを記録することも少なくありません。電子カルテの地域連携システムを利用すれば、地域の提携病院と診療情報の共有をするのもスムーズです。

今後、医療従事者の負担を減らしつつ在宅医療を充実させていくには、電子カルテの導入は不可欠と感じています。

多職種の連携に便利なコミュニケーションツール

また私たちのように多くの専門医が連携して診療するうえでは、クリニックの医師や看護師、スタッフの綿密な情報共有が欠かせません。そこで院内の情報共有のためにビジネスチャットツールを使用しています。

私たちはビジネスチャットツールで、新患情報、事務連絡、個々の患者情報、外来チーム、コロナワクチンチームといったグループをつくり、スマートフォンやタブレットで情報共有をしています。患者宅を訪問しているスタッフが現場で迷うことがあったときも、文字や写真、ビデオ通話などで医師にすぐに相談ができます。

緊急の往診の要請があったときも、医師や看護師のスマートフォンに一斉に連絡することができ、業務全体が非常にスピーディーに進められるようになりました。

一方、地域の病院や訪問看護・介護事業者といった外部の機関との多職種連携では、「メディカルケアステーション（MCS）」（エンブレース）という、医療介護専用コミュニケーションツールを活用しています。

これは、医療介護従事者のための非公開型の無料コミュニケーションツールです。招待制、アカウントロック、2要素認証、通信の暗号化など、高いセキュリティが特徴になっており、多数の医師会や医療機関が採用しています。

使い方はLINEに似ています。グループ名は個々の患者で、医師や看護師、薬剤師、ケアマネジャー、介護士といった関係者がグループで情報共有をします。

場合によってはグループに患者本人や家族が加わることもあります。この場合、医療介護従事者のタイムラインと、患者・家族を招待するタイムラインは別になるので、目的に応じたコミュニケーションができます。

こうしたツールは患者・家族にとっても、利用価値が高いようです。症状の変化や気になることがあるときに、クリニックに電話をかけるよりも気軽に発信ができ、安心感につながっている例もあります。

地域の病院、個人クリニックの医師とも良い関係を築く

地域の病院との連携という点では電子カルテのようなデジタル技術の活用だけでなく、日頃のアナログな交流も大切にしています。

区の医師会や行政が行う医療関係者向けの説明会、各種会合などでは地域の中規模病院の医師や、個人クリニックの医師と顔を合わせることがよくあります。そういう機会にはなるべくコミュニケーションを取って信頼関係を築くようにしています。

そのほか病院から在宅に移行した患者については、在宅での診療情報やその後の経過を、病院の主治医に意識して伝えるようにしています。

病院の医師は退院後でも自分の患者の経過を気にかけていることも多いものです。在宅

で良好な経過で過ごしていることを知らせると、とても喜ばれます。そのように日頃から病院の医師とやり取りをしていると、患者の病状が悪化したときの相談や、入院要請もしやすくなります。

また地域全体で高齢者を支援していくためには、地域の在宅医療クリニックとも関係を深めていく必要があります。それぞれの医療機関の事情に応じ、得意な分野を活かして在宅患者を診療すれば、地域全体での在宅医療の質の向上にもつながります。

私たちのような大規模な在宅医療クリニックが、小規模クリニックの24時間診療をサポートするような仕組みも今後、検討していければと考えています。

〈解決策④〉 看取りの場所は必要に応じ、選択できる体制に

在宅医療の４つ目の課題に挙げたのが、在宅での看取りばかりが注目されていることです。この10年余りで在宅医療が少しずつ普及し、患者本人や家族が希望をすれば、自宅で最期を迎えられるケースは以前に比べて徐々に増えています。

とはいえいつでも病院で高水準の医療が受けられる日本で、自信をもって自宅で家族の

看取りを行えるという人はまだ少数です。がんの患者で治療の過程で命の終わりを覚悟し、最期の場所を自宅と決めて在宅医療に移るようなケースもありますが、在宅医療全体からすればまだ少数です。

私たちの場合「最期まで自宅で」という患者・家族の明確な希望があるときには、在宅看取りを行っています。

自宅で亡くなる人もいれば高齢者向け住宅で看取りとなる人もいますが、2020年7月～2021年6月の1年間で、在宅看取り件数は96件となっています。私たちは在宅緩和ケア充実診療所として、「終末期になっても患者一人ひとりが苦痛なく有意義に暮らすために何ができるか」を常に考え、緩和ケアや看取りを進めています。数字がすべてではないものの、私たちのサポートに満足して看取りまで任せたいと思ってもらえたときは、とてもうれしく思います。

また「家で最期まで見守る自信がない」「困ったときには病院に入院したい」というときは、その希望にも柔軟に対応できるようにしています。普段から地域の病院と連携し、緊急入院の病床確保を行える体制をつくっています。

在宅で療養生活を送ってきて、いよいよというときは「最期まで自宅に」も「やっぱり病院で」も、どちらも選べるのが理想の在宅医療です。在宅看取りだけを特別視せず、生きている間にできることを考えて力を尽くすのが私たちの方針です。

看取りに特化した在支診との役割分担も検討

また地域の在宅医療クリニックのなかで看取りの位置づけについて役割分担をしていくのも一つのあり方かと考えています。

特に東京のような大都市圏では在宅医療クリニックの数も多く、独自の特徴、得意分野をもっているところもあります。がんの終末期のケアに強いところや、在宅看取りに力を入れているクリニックもあります。患者側でクリニックの特徴を理解して、自分たちに合ったサービスが受けられるクリニックを選択できるようになるとよいと思います。

しかし在宅医療というものがまだそれほど社会に浸透していないこともあり、それぞれのクリニックの特徴を知るためには、クリニック側から発信される情報に頼らざるを得ないのが現状です。また、それらの情報のなかから自分の病状に合ったクリニックを選ぶ作業もなかなか大変です。通常の外来診療よりも各クリニックの特徴は大きく異なるため、在宅医療の啓蒙活動と、クリニック側からより細かな情報発信が必要になるのではないかと思います。

命の終わりも見据えながら、「生きるための支援」を

私たちは患者本人・家族の意向を十分に汲みながら、自宅で有意義に過ごすにはどうすればいいかという視点で、診療方針を決めていきます。

治療の継続を希望する人には外来と変わらない治療を行いますし、QOLや生活の自立度を下げるような疾患・不調があれば、それを取り除く方法を検討します。

一方で治療のためだけに生活の楽しみや満足度が失われないように、という点も意識しています。高血圧のある人は血圧のために塩分を控えてほしいところですが、一人暮らしの高齢者には減塩の調理も難しいものです。そういう場合は本人が無理なくできることを指導し、医療・介護で援助することを考えます。糖尿病にしても、ある程度の血糖コントロールは必要ですが、血糖改善のためだけに生活が窮屈にならないように、治療と生活のバランスを大切にしています。

また要介護になった高齢者のなかには生きる意味を見失ってしまい「生きていても家族に迷惑をかけるだけ。もう死にたい」と漏らす人もいます。

年を取って介護を受けるだけで、人の役に立つこともできないし、何の楽しみもない。そういう高齢者の心の痛みに向き合うことも私たちの仕事です。私は患者に人としての尊厳を取り戻してもらうためにも、診療の際は必ず名前で呼ぶようにしています。また健康観察や治療と併せて、現役時代の仕事の話や、子育てで充実していた頃の話などをしてもらうようにしています。長い人生を歩んできた高齢者は、誰もがすばらしい思い出をもっています。それを思い出してもらうだけでも、生きる力になることがよくあります。

ときには本人・家族から希望に応じ、外出支援を行うこともあります。がんの終末期の患者から、思い出に家族で1泊旅行に行きたいという強い希望があり、チューブをすべて外して旅行に送り出したこともあります。

医師として患者の残された時間を冷静に見つめながら、その人の生の充実を考えるのが、超高齢社会における在宅医の役割ではないかと考えています。

コラム　国が進めるデータヘルスと、医療の未来のかたち

在宅医療では医師や医療スタッフが患者宅を訪問し、常に移動しています。また病院のように医療サービスが一施設内だけで完結せず、地域の医療機関や介護保険事業者など、外部機関も含めた多職種連携が不可欠です。そのような環境では、デジタル化の恩恵は非常に大きくなります。

電子カルテをクラウドに保存し、移動先で閲覧したり入力をしたりする。患者宅にいる医療スタッフがオンラインで専門医とつながり助言を受ける。ビジネスチャットツールで、スタッフ・関係者間でリアルタイムに情報を共有する。直接の訪問が難しい遠隔地域の患者に対し、オンライン診療を行う。こうしたことがデジタル化によって可能になり、効率的でより質の高い医療・ケアを提供できるようになります。

私は、日本の医療のＤＸ（デジタル・トランスフォーメーション）は在宅医療の分野でこそ、大きく進歩していくのではないかと予想しています。

また国のほうでも2015年頃より医療保険分野におけるICT活用が議論されてきましたが、コロナ禍での経験を踏まえ、日本のデータヘルス改革をさらに加速させるべく動き始めています。

2021年12月、厚生労働省が「データヘルス改革で変わるヘルスケアの未来」というシンポジウムを開催しています。そこでは2020年度から2025年度にかけてのデータヘルス改革の工程表が示され、その目的と効果について、以下のように記述されています。

「マイナポータル等を通じて、自身の保健医療情報を把握できるようにするとともに、UI(ユーザーインターフェース)にも優れた仕組みを構築する。また患者本人が閲覧できる情報(健診情報やレセプト・処方箋情報、電子カルテ情報、介護情報等)は、医療機関や介護事業所でも閲覧可能とする仕組みを整備する。

↓これにより、国民が生涯にわたり自身の保健医療情報を把握できるようになるとともに、医療機関や介護事業所においても、患者・利用者ニーズを踏まえた最適な医療・介護サービスを提供することが可能になる」（同シンポジウム資料）。

つまり国民の医療保険情報をデジタル化・一元化し、患者自身がその情報を見られるようにするとともに、医療機関や介護事業者も、医療情報を確認できるようにするということです。現状のプランでは患者の同意が得られたときに有資格者（医師や歯科医師、薬剤師等）等が閲覧可能となっていますが、これが実現すると次のような効果が期待されています。

・かかりつけの医療機関以外でも（災害時や旅先）、別の医療機関で患者の情報を確認することができ、より適切で迅速な検査、診断、治療等の実施が可能に
・複数医療機関を受診する患者の情報を集約して把握でき、患者の総合的な把握が求められるかかりつけ医の診療にも資する
・患者が医療従事者からの問診・確認へ対応する負担の軽減につながる（医療従事者側の負担軽減や対面診療の時間短縮にもつながる）（同資料）

［図表17］　データヘルス改革のイメージ図

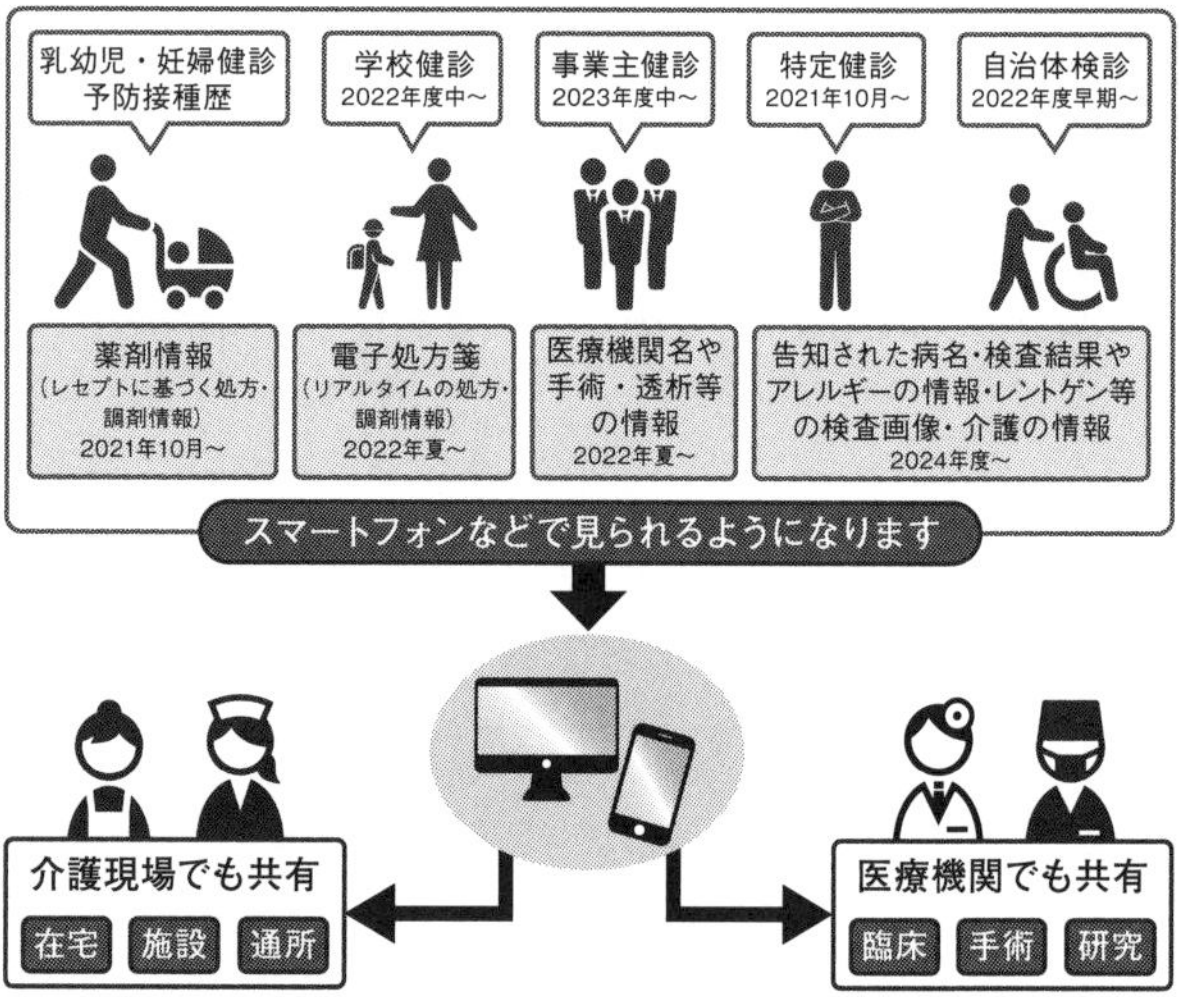

厚生労働省　第8回データヘルス改革推進本部 参考資料（2021年6月）より作成

これを実際に具体化していくためには電子カルテの標準規格の統一や、電子処方箋の管理・運用の規約策定、診療報酬の反映など、まだまだ議論しなければならないことが山積しています。

しかし将来的にこのようにデータヘルス改革が進めば、日本の医療は大きく変わるのは確実です。私たちのような在宅医療クリニックも、今後5～10年の間にさらにトランスフォーム化が進んでいくかもしれません。

［第4章］

脳梗塞、末期がん、認知症……「生きる」ための在宅医療を選択した6人の患者たち

在宅医療で診療している患者・利用者のプロフィール

●事例①　頸椎症などで歩行が困難になった一人暮らしの女性
糖尿病の合併症予防のために眼科専門医が訪問し、通院負担が減少

【基本情報】

・年齢性別：80代・女性Aさん
・住まい：戸建住宅に一人暮らし
・家族：子どもはなく、弟が遠方に居住
・既往歴：白内障、高血圧、糖尿病、脂質異常症、逆流性食道炎、頸椎症、変形性膝関節症、左大腿骨頸部骨折手術後
・要介護度：要介護3
・在宅医療期間：2019年12月～現在

【在宅医療導入までの経緯】

Aさんは2019年に外来で受診しました。当時から高血圧や糖尿病、脂質異常症がありましたが、薬物療法をするほどではなく、経過観察をしていました。

2019年の秋に、頸椎症による神経障害と思われる歩行困難（屋内伝い歩き）、また同時期に認知機能低下による幻聴や尿失禁などが急に現れ自宅で倒れているところを介護スタッフが発見しました。

遠方に住んでいる70代の弟さんとAさんのケアマネジャーが話し合い、生活の困難が大きくなっているため、私のクリニックでの支援が可能かと相談がありました。

【在宅医療の内容】

私たちがAさん宅を訪れて診察したところ、Aさんは左大腿骨を骨折していました。転んでから何日も一人で動けずにいたようで、脱水や低栄養で全身状態もかなり衰弱が進んでいました。

そこで、まずは近隣の病院に入院して手術を受け、在宅で生活する体力・筋力を回復させるため、しっかりリハビリをしてもらえるようにしました。

その後1カ月ほどの入院・リハビリ期間を経て、施設入所も検討しましたが、本人の希望もありAさんは自宅で在宅医療をすることになりました。

病院で集中的にリハビリをしたおかげで、着替えやトイレ移動などの身の回りのことはある程度は自分でできるようになり、訪問介護で生活をサポートしながら、月2回内科の主治医が訪問して見守っていくことにしました。

また、白内障のために視界が悪いと転倒の原因になるうえ、糖尿病のあるAさんは合併症である網膜症発症のリスクもあるため、3カ月に1回、主治医の定期訪問と併せて眼科専門医が訪問する計画を追加することにしました。眼科疾患を予防しなるべく今の生活を維持できるようにすることが目的です。

【患者本人・家族の感想】

Aさん本人は住み慣れた自宅で生活できることに満足している、ということです。病院と違って自分のペースで暮らせるのがいいと、私たちや介護のスタッフにもよく話をしてくれます。

Aさんは独身で子どももなく、頼れる家族は遠方に住む弟さん一人です。弟さんはなかなか通院の付き添いなども難しいということでしたが、在宅で眼科の診療もできるようになり、付き添いの負担が減ったと喜んでいます。

【主治医の解説】

Aさんは80代後半になりましたが、現在も自宅で生活をしています。血圧や血糖の管理も必要ですが、朝晩の食事の準備や服薬見守りは訪問介護のスタッフが行うことで、無理のない生活リズムができています。

頸椎症の影響で歩行の不安定さが少し残っているため、転倒に注意することが一番のポイントです。在宅医療開始時に介護保険で玄関やトイレに手すりを設置して転倒対策を行い、入浴は週2回、デイサービスの施設で入るようにしています。

●事例②　高齢の母親のうつ病で本人だけでなく娘も疲弊
内科医、精神科専門医、薬剤師らが、チームで療養を支える

【基本情報】

・年齢性別：90代・女性Bさん
・住まい：サービス付き高齢者向け住宅に入居
・家族：近くに独身の娘が居住
・既往歴：うつ病、下肢筋力低下
・要介護度：要介護1
・在宅医療期間：2020年6月〜現在

【在宅医療導入までの経緯】

Bさんは出産後から不安、抑うつ症状が現れ始めました。子育てを終えて旦那さんと死別した70代頃から再び抑うつ症状が強くなり、自宅近くの精神科クリニックに長く通

院をしていたということです。

年齢を重ねるにつれ下肢筋力低下により徐々に歩行能力が衰え、90代に入って娘さんの住む地域のサービス付き高齢者向け住宅に入居しましたが、歩行能力がさらに低下して通院が困難になってきたため、高齢者向け住宅のケアマネジャーからの紹介で私のクリニックが在宅で診療に入ることになりました。


【在宅医療の内容】


Bさんの診察をしてみると歩行能力は低下していますが屋内で移動するのはさほど問題がなく、年齢からすれば予想以上に身体能力は保たれていた印象です。

ただし気分の落ち込みが非常に強く、表情にも力がなく暗く沈んだ様子でした。そして「生きていても仕方がない」「何もやることがない」といったネガティブな言葉をずっとつぶやき続けていたのです。

また娘さんのところにもBさんから毎朝電話がかかってきて、「つらい」「死にたい」といった悲観的な発言が続くので、娘さんのほうが参っている印象でした。

そこで内科医が主治医となって月に2回訪問診療を行いました。さらに定期訪問診療とは別に精神科専門医が月1回、抗うつ薬、気分安定薬などの精神科の薬物療法を行うことにしました。また緑内障の治療のために、眼科医が3カ月に1回、3人の医師が合計で月に3~4回訪問し、丁寧に療養生活に寄り添うことにしました。

さらにこれまでBさんは自宅近くの精神科に長く通院していましたが、一人暮らしだったため医師の処方どおりに薬が飲めておらず、自宅に薬をたくさんため込んでいたことも分かりました。訪問薬剤師が服薬指導を行い、訪問介護のスタッフとともに朝夕の服薬を支援する体制も構築しました。

処方どおりに薬を服用するようになって3~4カ月経過した頃、Bさんの表情は明るくなり、医療・介護スタッフに笑顔を見せることも増えました。悲観的な思いに沈むことも少なくなり安定して生活を送れるようになっています。

【患者本人・家族の感想】

最近はBさん自身も回復を実感しており、頭を覆っていた雲が晴れたよう、目の前が明るく見えると感想を述べています。以前は部屋にこもって寝ている時間が長かったのですが、最近は日中に少しずつ散歩や買い物に出る気力が戻っています。

Bさんの抑うつ症状が軽快し、娘さんに電話がかかってくる回数も減少しました。会話の内容も穏やかになり、娘さんも気分が楽になったということです。

【主治医の解説】

実はBさんの娘さんも仕事や介護のストレスが重なってうつ病を患っており、母娘でつらい状況が続いていました。通院治療では患者が薬を飲めていないといった生活状況は把握しづらいですが、在宅医療であれば医師が患者の生活に入っていき、生活実態に応じた支援ができます。精神科専門医が適切な薬を見極めて主治医に伝え、主治医の処方を守って服用することで症状が改善し、患者の家族も含めて生活全体を立て直すことができました。

●事例③　入院をきっかけに経口での食事摂取ができなくなり胃ろうを造設
在宅では耳鼻咽喉科専門医の支援で、口からの食事摂取に挑戦中

【基本情報】

・年齢性別：80代・男性Cさん
・住まい：サービス付き高齢者向け住宅に入居
・家族：地域に息子夫婦が居住
・既往歴：認知症、多発性脳梗塞、誤嚥性肺炎など
・要介護度：要介護5
・在宅医療期間：2021年6月～現在

【在宅医療導入までの経緯】

Cさんは早くに奥さんを亡くし、以前は社会人の娘さん、息子さんと3人で生活していました。Cさんは70代のときに脳梗塞を発症しています。幸い命はとりとめ病院での

治療後に自宅に戻っていましたが、その後にも脳梗塞の再発があり入退院を繰り返すうちに、次第に認知機能も低下していきました。

2021年の初めには誤嚥性肺炎を起こして緊急入院、急性期病院で治療を受けるうちに認知症が進み、ほぼ寝たきりの状態になりました。嚥下機能も低下して口から食事を取れなくなったので病院で胃ろうを造設しました。しばらくは慢性期病床で療養を続けましたが退院せざるを得なくなり、退院の際に家族から「今の状態で自宅に戻って生活するのは難しいのでは」と私のクリニックへ相談がありました。

【在宅医療の内容】

まずはCさんの状態を診察するとともに、家族から生活状況等の聞き取りを実行。娘さんも息子さんもフルタイムで働いており、深夜の帰宅や出張もあるということで、胃ろうの父親を自宅で介護するのは困難という意見です。そこでCさんに看護師が常駐している高齢者用住宅に入居してもらい、在宅医療を開始することになりました。

私たちは脳梗塞の再発を防ぐことを第一に、認知症のあるCさんが安心して生活できる支援を検討し、月に2回、内科の主治医が訪問して全身状態を診察、日々の経管栄養の管理は高齢者向け住宅の看護師が対応することとしました。

また寝ている時間が長く胃ろうで栄養を取っているCさんは褥そうや皮膚炎を起こしやすいことから、主治医が必要に応じ皮膚科医に相談する体制を整えました。

在宅医療を始めて半年以上が過ぎた頃にはCさんの状態はだいぶ安定し、休日に娘さんや息子さんが面会に行くと簡単な言葉を交わせるようになり、娘さんから「少量でもいいので、口から食事摂取ができないか」と主治医に相談がありました。

そこで耳鼻咽喉科専門医がCさんの嚥下機能評価を行い、嚥下訓練をスタートしました。まず氷や角砂糖といった口腔内で溶けるものから開始しそれで問題がなければ次の段階へと進める予定です。

【患者本人・家族の感想】

まだ訓練の途中ではありますがCさんも再び口から食べることに意欲を見せてくれています。娘さん、息子さんは家族の希望に応じて嚥下機能評価や嚥下訓練が進められていることをとても喜び、お茶やコーヒーなどの飲料、アイスクリームやゼリーといったものだけでも一緒に口にできる日がくればと楽しみにしています。

【主治医の解説】

寝たきりに近く認知症もあるCさんは誤嚥性肺炎のリスクがあるので、口から食物を取るのは危険ではあります。ただ嚥下機能評価をしたところ訓練次第で一定の機能回復は見込める可能性があると判断し、訓練を始めているところです。

高齢者向け住宅で生活しているCさんの場合、嚥下の訓練には施設のスタッフの協力も欠かせません。施設と緊密に連携し、安全に十分に注意をしながらCさんが口から食べる楽しみを取り戻せるように支援を続けていきます。

●事例④　両膝痛のため歩行困難になった80代女性
関節リウマチの治療を行い室内歩行が可能になり介護負担が軽減

【基本情報】

・年齢性別：80代・女性Dさん
・住まい：戸建住宅に一人暮らし
・家族：敷地内の別の戸建に息子夫婦が居住
・既往歴：関節リウマチ、下肢筋力低下、認知機能低下
・要介護度：要介護4
・在宅医療期間：2014年3月～現在

【在宅医療導入までの経緯】

80代になった頃Dさんは両膝の痛みで歩行が困難になり、近隣の医療機関で関節リウマチとの診断を受けました。一人での通院が困難なため、担当のケアマネジャーが関節

リウマチの治療が可能な在宅医療クリニックを探して複数の医療機関に当たったそうです。しかし、診断はできるが治療はできないとの返事が続いたといいます。その後、地域のネットワークの情報から私のクリニックに相談があり、診療することになりました。

【在宅医療の内容】

Dさんの自宅を訪問して診療すると、「いろいろと不調はあるがいちばんつらいのは膝の痛み」という訴えです。そこで膝の治療を最優先で進めることにしました。

整形外科専門医の私が主治医として月に2回定期訪問診療を行い、抗リウマチ薬の内服を開始するとともに両膝に関節内注射を、さらに介護ベッドやポータブル・トイレを設置するなど、膝の痛みがあっても在宅で無理なく生活できるように体制を整え週1回看護師が訪問して体調の観察、生活支援などを行うようにしました。

身の回りのことは訪問介護を利用するとともに、同じ敷地内に住む息子さんに時々様子をみてもらいます。

在宅で関節リウマチの治療を開始してから、1年半ほどでDさんの両膝の痛みはかかなり改善し、トイレへの移動をはじめ、室内歩行ができるまでに回復しました。Dさんもつらい痛みから解放され、在宅医療にも慣れてきて表情も明るくなり、その後関節リウマチは状態が安定したため、内科医が治療と経過観察を続けることになりました。

ただ在宅医療を始めて8年が過ぎ、最近ではDさんも90代という高齢になり、関節疾患以外にもさまざまな病気が生じています。

一昨年には肺炎を起こして入院をしており、昨年末には胃がんが見つかっています。体調に変化があるたびに、どのように治療・療養をしていきたいかDさんや家族と話をしていますが、胃がんについては現在のところはつらい自覚症状はなく、高齢ということもあって「病院での治療をせず経過を見守りたい」という意向です。

私たちも長年診療をしているDさんの意思を尊重しつつ、体調の急変にも対応できるように医療・介護のチームで見守りを続けています。

【患者本人・家族の感想】

関節リウマチの治療が奏功し、室内歩行ができるようになったときにはDさんは非常に喜んで「気持ちも若返ったようだ」と話をされていました。介護をする息子さんも移動の介助の負担が少なくなり、とても助かっていると感謝の言葉がありました。

最近ではDさんから「家にいられるのが一番」「ずっとこのまま自宅にいたい」といった発言も出るようになっています。

【主治医の解説】

関節リウマチや膝などの大きな関節に痛みがあるとQOLが大きく低下し、身体面だけでなく抑うつ症状などの精神症状が現れる人もいます。在宅医療においてもこうした整形外科の診療が広がると、高齢者の生活の充実につながります。

高齢になりがんを発症しているDさんの場合、今後は終末期や看取りの方針についてもさらに話し合いを進めていく予定です。

●事例⑤　がんの終末期で在宅医療に移行した40代男性
看取り直前に「妻とドライブに行きたい」という希望を実現できないか模索

【基本情報】

・年齢性別：40代・男性Eさん
・住まい：持ち家マンションに居住
・家族：妻と2人暮らし
・既往歴：肺がん
・要介護度：要介護5
・在宅医療期間：2018年10～11月

【在宅医療導入までの経緯】

Eさんは40代という若さで進行した肺がんが見つかりました。仕事を休職して数年間にわたって抗がん薬や手術、放射線治療を行ってきましたが、治療の効果は得られませんでした。
やがて全身に転移が広がり、Eさんは闘病によってかなり衰弱した状態になりました。そのまま病院で亡くなってもおかしくない状態でしたが、Eさんの奥さんから「長く病院生活が続いたので家に帰してあげたい」という強い希望があり、病院の医師からの紹介により当院で在宅医療を開始することになりました。

【在宅医療の内容】

病院の医師からは「家に戻っても今日明日で亡くなるかもしれない」と説明を受けたとおり、Eさんは激しく痩せて顔色も悪く会話もできないくらい衰弱していました。しかし声は聞こえているようで、質問をすれば瞼や顔を少しだけ動かすことで意思表示をしてくれます。Eさんの奥さんは、本人も「最期は家に帰りたい」と希望していたが、Eさんの状態が悪くタイミングがつかめなかったと話をしていました。
私たちはまずEさんの苦痛を減らせるよう疼痛管理を中心に、緩和ケアに力を注ぐことにしました。緩和ケアの技術をもつ医師が主治医となり、週に1回の定期訪問を基本として、必要に応じて往診も実施。さらに訪問看護師が週3回入りサポートしました。全身の臓器の機能が落ちているため栄養摂取は中心静脈栄養とし、看護師と奥さんがポート管理等を行いました。

私たちも当初は、いつ看取りになるか分からないと緊張していたのですが、自宅に戻ったことで安心したのかEさんの状態は少しずつ改善していきました。2週間もすると顔色も見違えるように良くなり、体調のいい日には上体を起こして奥さんや私たちと談笑ができるまでに回復しました。

そんな頃に主治医が訪問した際、Eさんから「最後の思い出に、妻とドライブに行きたい」という相談があり、主治医はさらに体調が改善すれば外出が可能になるかもしれないと想定し、外出時の支援についてスタッフと打ち合わせを進めました。

しかし、残念ながらEさんの体調はその後に再び悪化してしまいます。在宅医療を始めて1カ月が過ぎたある日、自宅での看取りとなりました。

【患者本人・家族の感想】

最後にEさんの希望である夫婦での外出は叶えられませんでしたが、Eさんの奥さんは「自宅に戻ることができて、本当によかった」とのことでした。「私たち夫婦は今まで互いに仕事が忙しく、一緒にいることがなかった。最後の1カ月は自宅で夫とずっと一緒にいることができてうれしかった」と話していました。

【主治医の解説】

がん終末期の患者の場合、病院で治療を終えたあとに在宅医療へ移行しても、自宅で過ごせる時間はかなり限られてしまいます。Eさんの場合もいつ亡くなってもおかしくないという段階から始め、自宅で1カ月頑張ることができたのは幸運でした。

私たちも医療者としてできる限りのことをしたつもりですが、Eさんの奥さんの功績も大きいです。奥さんが夫婦で穏やかな時間をもてるよう頑張ってくれたことが、Eさんに生きる力を与えたように感じています。

●事例⑥　腎不全と認知症が進み、手の施しようがないといわれた高齢男性　在宅医が関わることで少しずつ尊厳を取り戻し、在宅看取りへ

【基本情報】

・年齢性別：90代・男性Fさん
・住まい：戸建住宅に一人暮らし
・家族：遠方に親類がいるのみ
・既往歴：末期腎不全、心不全、老人性難聴、認知症
・要介護度：要介護3
・在宅医療期間：2020年8～10月

【在宅医療導入までの経緯】

90代のFさんは重度の腎不全で、本来であれば人工透析が必要な状態で、さらに耳も遠くなってほとんど聞こえておらず、高度の認知症でした。医師や医療スタッフの話も

伝わらないうえ、看護師や介護職が医療処置やケアをしようとすると激高して暴れてしまうことも多くなり、まったく治療ができない状態でした。

頼れる家族もいないFさんは、長く療養病院で過ごしてきましたが、病院での療養も困難になり、「腎不全の末期であり余命はわずかかと思われる。看取りに向けて在宅医療で診てもらいたい」と、近隣の病院から依頼がありました。

【在宅医療の内容】

病院からの依頼を受け、Fさんの在宅医療を開始することにしました。Fさん本人と会ってみても認知症によって意思疎通は困難でした。腎不全が進んで全身にむくみがあり、息苦しさ、倦怠感などといった不快症状も強くなっていると想像されます。

Fさんはすでに多臓器不全の状態で、各種検査の数値もかなり悪化しています。年齢や全身状態から透析を導入することは難しく、私たちにできることはなるべくFさんの苦痛を取り除く緩和ケアであると判断しました。緩和ケアに詳しい内科医が主治医となり、訪問診療や訪問看護を頻回に行い、訪問介護もフルに入れて生活を支えることにしました。

ところがFさんは訪問スタッフにも強い抵抗を示し、診療・ケアを拒否したり暴れたりします。在宅になって急に環境が変わり、混乱していたのかもしれません。

あるとき、Fさんの主治医が新型コロナウイルスの対応に追われて訪問できなくなり私が診療を代わることになりました。Fさん宅へ行き私が「○○さん」と大声で名前を呼び掛けて正面から向き合うと、Fさんは静かに私の話に耳を傾ける素振りを見せ診察にも素直に協力してくれました。その姿を見てFさんを担当する看護師や介護スタッフはとても驚いていました。

何がFさんの琴線に触れたのか分かりませんが、その後も「○○さん」と名前を呼びながら対応すると、Fさんは時々暴れるものの以前よりは穏やかになっていました。

結局、在宅医療を始めて2カ月ほどで、Fさんは自宅で看取りのときを迎えました。

【患者本人・家族の感想】

認知症の進んだFさん本人からは、在宅医療の感想を聞くことはありませんでした。

ただ命を終えたFさんの表情は、予想以上に穏やかなものでした。看取りの翌日にFさんの担当のケアマネジャーから、「Fさんは本当に先生のことが大好きでしたね」と言われたのが印象に残っています。

【主治医の解説】

Fさんがなぜ私を特に慕ってくれたのか不思議な気持ちがしますが、在宅医として一人の患者の人生の終わりに寄り添うことができたのは貴重な経験です。

医師や医療スタッフは、毎日多くの患者に接しています。そのなかでは年齢や性別、どういう病気を抱えているか、日常生活の自立度はどれくらいか、といった情報で患者をとらえてしまいがちになることがあります。

しかし認知症になって話ができなくなった高齢者も含めて、すべての患者には一人ひとり名前があり、そして若いときにはこんな仕事をしていて、こんな家族がいて……というその人だけの物語があります。そのような物語と個人の人格を尊重し、しっかりと向き合っていく姿勢を忘れてはなりません。

これからも「この先生に診てもらえてよかった」「このクリニックを選んでよかった」と言ってもらえるように、いっそう精進していきたいと考えています。

おわりに

２０００年に介護保険法が施行になり、今年で22年になります。

２０００年代には、在宅療養支援診療所、在宅療養支援病院の制度がつくられ、在宅医療が少しずつ拡大してきました。２０１０年代には、さらに機能強化型在支診・病がつくられ、診療報酬の改定などでも在宅医療の機能が強化されてきました。

そして２０２０年代になった今、わが国の在宅医療は新たなステージに入っていくのではないか、と考えています。

２０２５年以降の20年ほどは日本の高齢者人口がピークを迎えます。国が進める病院機能の再編もあり、病院から在宅へという流れはますます加速しています。

またそこに重なったのが新型コロナウイルスのパンデミックです。２０２０年からのコロナ禍によって在宅医療が注目を集めるようになり、さらに医療におけるＩＣＴ活用の必要性も強く認識されるようになっています。そして夜間などの訪問診療にも、新たな医療サービスや企業等の異業種からの参入が始まっています。

こうした流れを受けて今後10年ほどの間に日本の在宅医療は大きく進化していくことが予想されます。私自身も、医療の質やサービスの見直しなどの面で、新たなステージへ進まなければならないと考えています。

東京で在宅医療クリニックを経営する私は、在宅医療を本格的にスタートしてから2022年で10年以上が経ちました。

この間、高齢者や要介護の人の在宅生活を支えるという社会に求められる機能を果たしつつ、医師にとっても働きやすい持続可能な在宅医療のあり方を私なりにずっと模索し続けてきました。そしてたどり着いた一つの答えが、本書で紹介した在宅医療クリニックの大規模化であり、高度医療化です。

医師が1人体制の小規模クリニックでは、24時間の在宅医療には対応ができません。複数の医師が分担して24時間診療をする体制をつくるためには、思い切って経営の大規模化を進めることも一つの選択肢です。

また、多くの慢性疾患を抱える高齢者を適切に支援するためには、在宅医療の高度化も必要になります。私のクリニックでは幅広い診療科の専門医を雇用し、ＩＣＴを活用して効率的に連携することで、医療の質を高めています。

今後は国もオンライン診療を拡大していく方向であり、基本は主治医が訪問し必要なときに専門医がオンライン診療を行うといった、リアル診療とオンライン診療のハイブリッドのようなかたちになっていく可能性もあります。

私自身の目標としては東京で在宅医療を進化させるとともに、私の故郷である沖縄の地域医療に貢献したいという思いも強くあります。

以前から沖縄に拠点をもちたいという思いはありましたが、費用や人材の確保などのタイミングが合わず、気がつけば私も50代の半ばになっていました。「挑戦するのであれば今しかない。今やらなければ一生できない」という思いで、２０２２年1月、沖縄に念願の在宅医療クリニックを開院しました。

沖縄は長寿で高齢化が進んでいるイメージがあると思いますが、在宅医療に関しては、あまり普及が進んでいません。訪問診療を行う医師自体がまだ少なく、診療内容も東京に比べると10～20年は遅れているという印象です。

しかし故郷を愛し、地域のつながりを大切にする沖縄こそ、在宅医療の価値は大きく潜在的なニーズも高いはずです。地域にもともとある医療文化も尊重しながら、少しずつ在宅医療という新しい医療のかたちを広めていければと考えています。

今回、私は日本の在宅医療が抱える課題を見つめつつ、在宅医療クリニックには私たちのような経営スタイルもあることを知っていただきたいと思い、本書を執筆しました。今後のわが国における在宅医療の未来を考えるうえで、少しでも参考になる部分があれば幸いです。

最後になりますが、本書を執筆するにあたりお世話になりました皆さま方に心より御礼を申し上げます。医師としての技術や姿勢について指導いただいた諸先輩方、地域医療を支える行政や医療機関、多職種の専門職の皆さま、私のクリニックで日々診療に尽力する医師や看護師、スタッフたち、すべての方々に感謝の意を表します。

大城堅一（おおしろ けんいち）

医療法人社団 星の砂 理事長
ねりま西クリニック 院長

1966年生まれ。沖縄県出身。

大学卒業後、大学病院や関連病院で研鑽を積み、離島にて無医村での診療を経験。

2005年より在宅医療に携わる。

その後、医療・介護の融合をめざし、2011年にねりま西クリニックを開業。

離島医療や在宅医療での経験を活かし、患者一人ひとりの希望に合わせた総合的な医療を提供している。

本書についての
ご意見・ご感想はコチラ

自宅で死を待つ老人たち

二〇二二年六月三十日　第一刷発行

著　者　大城堅一
発行人　久保田貴幸
発行元　株式会社 幻冬舎メディアコンサルティング
〒一五一-〇〇五一　東京都渋谷区千駄ヶ谷四-九-七
電話　〇三-五四一一-六四四〇（編集）
発売元　株式会社 幻冬舎
〒一五一-〇〇五一　東京都渋谷区千駄ヶ谷四-九-七
電話　〇三-五四一一-六二二二（営業）
印刷・製本　中央精版印刷株式会社
装　丁　野口 萌
装　画　橋本沙和

検印廃止

Printed in Japan　ISBN 978-4-344-94089-5 C0247
幻冬舎メディアコンサルティングＨＰ　http://www.gentosha-mc.com/